运动健康完全图解系列

EXERCISE IN ACTION

YOGA

瑜　伽

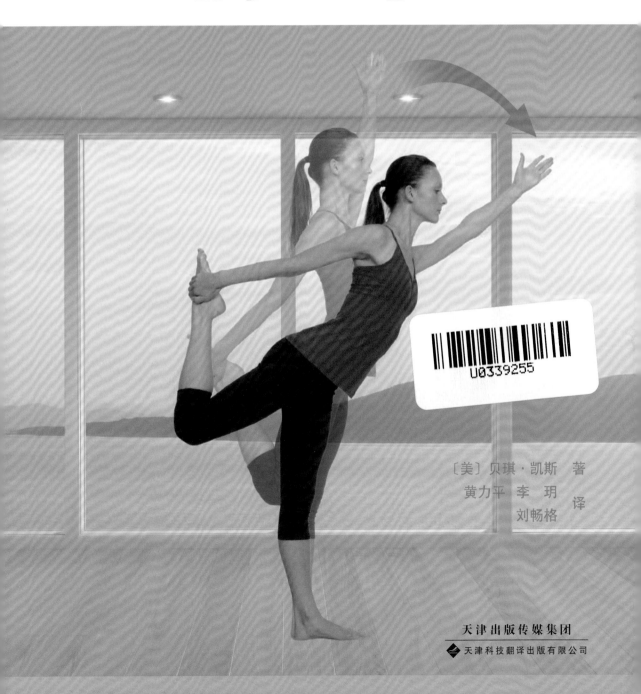

〔美〕贝琪·凯斯　著

黄力平　李　玥　译

刘畅格

天津出版传媒集团

天津科技翻译出版有限公司

著作权合同登记号:02-2015-147

图书在版编目(CIP)数据

瑜伽/(美)凯斯(Kase,B.)著;黄力平,李玥,刘畅格译. —天津:天津科技翻译出版有限公司,2016.7

(运动健康完全图解系列)

书名原文:Exercise in Action: Yoga

ISBN 978-7-5433-3597-4

Ⅰ.①瑜… Ⅱ.①凯… ②黄… ③李… ④刘… Ⅲ.①瑜伽—图解 Ⅳ.①R247.4-64

中国版本图书馆 CIP 数据核字(2016)第 071826 号

授权单位:Moseley Road Inc.

出　　版:天津科技翻译出版有限公司

出 版 人:刘 庆

地　　址:天津市南开区白堤路 244 号

邮政编码:300192

电　　话:022-87894896

传　　真:022-87895650

网　　址:www.tsttpc.com

印　　刷:天津市银博印刷集团有限公司

发　　行:全国新华书店

版本记录:787×1092　16 开本　10 印张　200 千字
　　　　　2016 年 7 月第 1 版　2016 年 7 月第 1 次印刷
　　　　　定价:48.00 元

(如发现印装问题,可与出版社调换)

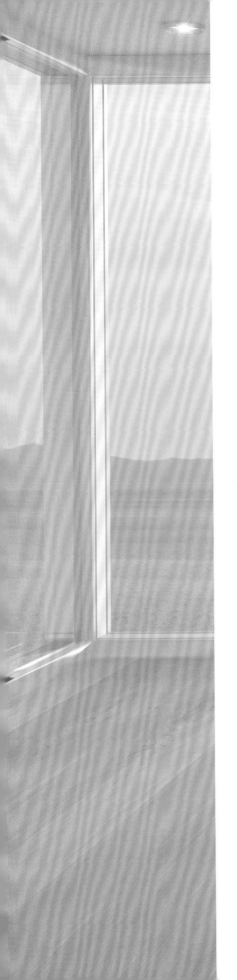

目 录

前言　　　　　　　　　　　　　6

定心和热身　　　　　　　　13

　简易坐式　　　　　　　　14

　婴儿式　　　　　　　　　15

　小狗伸展式　　　　　　　16

　猫式/狗式　　　　　　　　17

　膝胸式　　　　　　　　　18

　快乐婴儿式　　　　　　　19

　下犬式　　　　　　　　　20

站立和平衡体式　　　　　　23

　山式　　　　　　　　　　24

　致敬式　　　　　　　　　25

　椅式　　　　　　　　　　26

　高冲刺式　　　　　　　　28

　勇士一式　　　　　　　　30

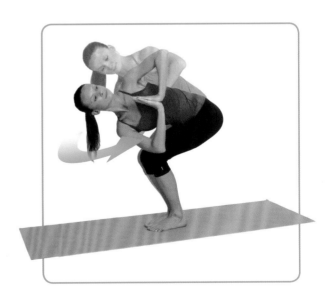

勇士二式   32

三角式   34

侧伸展三角式   36

侧前屈伸展加强式   38

反转三角式   40

树式   42

鹰式   43

舞王式   44

半月式   46

勇士三式   48

手抓脚单腿站立伸展式   50

后弯体式   53

狮身人面式   54

眼镜蛇式   56

蝗虫式   57

半蛙式   58

弓式   60

桥式   62

鱼式   64

上犬式   66

八体投地式   68

开髋式   71

蹲式   72

门闩式   73

低位起跑式   74

束角式   76

仰卧手抓脚踝伸展式   77

牛面式   78

鸽式   80

半莲花坐式   82

英雄式   83

前屈式   85

手杖式   86

半站立前屈式/站立前屈式   88

头碰膝式   90

背部前屈伸展坐式   92

广角坐前屈式   94

双角式   96

船式   98

单腿站立脊柱前屈伸展式   100

扭转式   103

简易扭转式   104

仰卧扭转式   105

圣哲马里奇式 第三式   106

半脊柱扭转式   108

幻椅扭转式   110

手臂平衡和倒立式　113

上桌面/平板式　114

平板支撑式　116

侧平板式　118

俯卧撑式　120

禅鹤式　122

侧鹤式　124

腿向上靠墙式　126

"L"形靠墙式　127

肩立式　128

运动和呼吸　131

移动桥式　132

流动下犬式　134

勇士二变式　136

双人瑜伽　139

双坐式　140

双人面部朝上船式　142

双人舞王式　144

放松、呼吸、冥想　147

呼吸法　148

完整的呼吸　149

鼻子交替呼吸　150

冥想　151

仰卧蝴蝶式　152

挺尸式　153

运动方案　154

简单体式流　155

柔流　156

强流　158

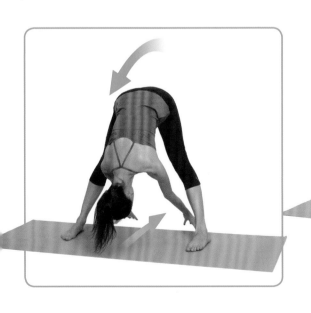

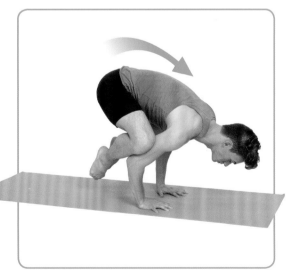

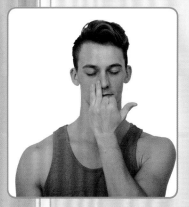

简单的行为，如听、行走和移动身体某一部分，都会打破我们之前的身体走向，这就要求我们的注意力完全集中。我们能把注意力收回并且始终放在简单的动作和呼吸上吗？这又能给我们带来怎样的感觉呢？

什么是西方瑜伽？

西方所练习的瑜伽与此前最初在东方练习的瑜伽有很大的不同。西方人更倾向于通过其身体进入瑜伽的世界，因为西方人发现正是身体的原因使其被瑜伽课所吸引。久坐的生活方式使人的身体感觉不适，感觉肌肉发紧和（或）无力。本书即将开始的课程大部分节奏会很快，但很轻松，有时会伴随身体出微汗或发热。实际的瑜伽教学通常在当地的体育馆或者瑜伽活动室进行。各个水平层次和不同身体状况的练习者会聚集在一起，按照老师的指令练习。在本书中，我们会开始学习各种体式的名称如山式和勇士式。当你对各种术语和体式的名称更加熟悉时，我们将开始了解奇妙的梵语。许多人从瑜伽练习中收获的不仅是一次良好的舒展，因为当我们把注意力放在动员每块肌肉上时，还为内心的平静创造了环境。简单的行为，如听、行走和移动身体的某一部分，都会打破我们之前的身体走向，这就要求我们将注意力完全集中。我们能把注意力收回并且始终放在简单的动作和呼吸上吗？这又能给我们带来怎样的感觉呢？带领我们变得更强大、更美好的切入点是我们的身体。

解剖要点

在瑜伽课程中或者当你阅读本书时，你会听到一些可能需要解释的指令。将注意力放在你身体的特定部位能够创造更好的身体意识，使你更安全并且更专注于内心。在谈论瑜伽时，我们中的大多数人都不知道基础着力点在哪里。

你的耻骨和尾骨在哪儿？意识到你骨盆的这两个地方才能开启你感知的能力，才能知道处于站立或是仰卧的体式时，身体的这一部分应处于什么位置。这对于保持腰部的打开和安全是必要的。你的坐骨在哪儿？它们是当你坐在地板

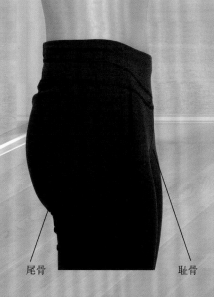

尾骨　　　　　　　　耻骨

你的耻骨和尾骨在哪儿？意识到你骨盆的这两个地方才能开启你感知的能力，才能知道处于站立或是仰卧的体式时，身体的这一部分应处于什么位置。

上时，你臀部底部的两块骨头。它们是骨盆的基本组成部分，在发出体式变换指令时经常被提及。

骨盆前面两个标志点在骨盆的什么位置？它们在骨盆前部的两处骨突起上，你可以把它们看作是汽车的头灯。检查时看看它们是否对称、处于一条直线上，以及是否朝向一个方向。

"腹部内收"是什么意思？这是你将经常听到的另一个指令，它意味着稳定腰部和骨盆。没有必要做正式的腹部挤压。将你的注意力集中在肚脐和脐下若干厘米，然后看能否使那里的肌肉参与活动。当你这样做时，要保持呼吸的通畅。如果你觉得呼吸有困难，说明你收缩过度。

坐骨

坐骨是骨盆的基本组成部分，在发出体式变换指令时经常被提及。

"腹部内收"是你经常听到一个指令，它意味着稳定腰部和骨盆。

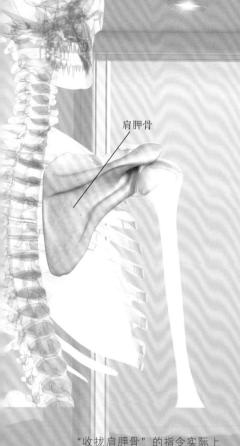

肩胛骨

肩胛骨在哪儿？那是两块三角形骨头，在你的后背顶部、腋窝的后方。当你听到"收拢肩胛骨"的指令时，真正含义是让这两块骨之间的肌肉参与活动。为了使体态健康正直，我们需要加强这个部位的力量，站直并使胸腔打开。

道具

练习瑜伽时，你需要一个防滑的地面空间。市面上有很多种瑜伽垫，但是刚开始没有必要使用太高级的。让你的手和脚能够紧抓地面是基本原则，所以请脱掉袜子！

学习课程时，如果你有自己的瑜伽垫请将它带来。许多活动室都有最基本的道具：瑜伽砖，瑜伽毯，或许还有弹力带。如果你觉得可能需要一块毯子才能更轻松地坐起来，或者在练习弓步时需要用到瑜伽砖，那就买吧。它们并不贵而且会使你的练习效果大有不同。记住，使用道具并不是自欺欺人。道具可以帮助你调整身体位置，更可安全地做出各种体式的动作。

"收拢肩胛骨"的指令实际上是让这两块骨之间的肌肉参与活动。

瑜伽课的礼仪和着装

任何服装都可以，只要舒服并且易于活动即可。当你上公共课程时，记得确保你的衣服能遮盖你想要遮盖的部位！因为你可能会摆出各种容易暴露的姿势。同时，你还需要有一条毯子，以便在最后做深层次的放松时盖上。你的体温可能会下降，因此在放松时保暖是很重要的。

当你参加瑜伽课程时，需要了解一些注意事项。确定这门课程的水平适合你。如果你是一名瑜伽新手，建议去参加初学者的课程。尽量按时上课，因为迟到会打扰其他学生和老师，而且你也将错过定心和热身环节，而这部分内容与结束时挺尸式的深度放松一样，对于练习是尤为重要的。

大部分活动室都有最基本的道具，如瑜伽砖、瑜伽毯和弹力带，但你也应该在参加瑜伽课时携带你自己的垫子。

未进行深度放松便提前离开，对你和你的身体都是一种损失。深度放松是对你之前通过运动所获得的全部益处进行整合的时间。如果你不得不迟到或者早退（生活琐事的原因），注意你发出的噪音，要轻轻地打开或卷起你的垫子，尽量不要影响到其他人。记住，这可能是某些人每周仅有的安静时间，所以要意识到这一点，并对屋子里的每个人保持尊敬。

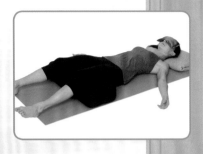

当你进行深度放松时，挺尸式尤为重要。

疼痛与不适

练习瑜伽时会有很强烈的感觉吗？用以前没有尝试过或持续很长时间的体式来活动身体，有时会产生很强烈的不适。重要的是要开始学会用词语来描述你所体会的感觉类型。人体有不同的感觉类型：小幅度和大幅度的拉伸，疼痛和愉悦。能分清好的拉伸和如同疼痛的感觉之间的区别在最初可能相当具有挑战性。通常拉伸不会单独局限于一个非常小的区域，拉伸通常涉及身体的某个范围或某一部位（如大腿后侧）；疼痛则通常更局部化，集中在一个特定的地方（如膝关节的内部深处）。肌肉附着在骨的两端，附着点被称为肌腱。我们要感受到拉伸的位置是在远离肌腱两端的肌腹。如果肌腱或者关节内部出现这种感觉，意味着你拉伸了不宜过度拉伸的部位，时间长了会使这里变得"松动"甚至造成损伤。了解以上这些事情非常重要，如果你有任何疑惑，请一位有经验的瑜伽老师来帮你识别你可能的感觉。

我们希望随着时间的推移，瑜伽体式可以使你变得更舒服和更轻松！当你的身体变得更灵活和更强壮的时候，愉悦感将随之出现。

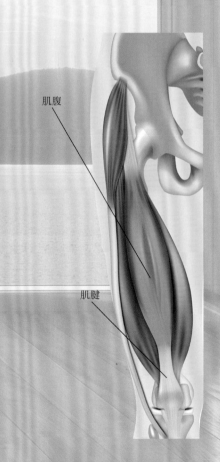

肌腹

肌腱

拉伸时，你会在肌肉的中部感受到拉伸。如果你是在肌腱或者关节处有这种感觉，说明你拉伸过度了。

瑜伽中的动作（动作过渡）和损伤

　　最近我们听说很多与瑜伽有关的损伤，我们需要考虑造成这些损伤的可能因素。任何类型的重复性动作都有可能对身体造成伤害。没有谁的身体是完全对称的或者线条完美的。这里的挑战是注意我们的行为和习惯，形成一个更深入的意识：我们如何做动作和这样做的感觉如何？这对我们的身体来说感觉健康吗？

　　很多时候，瑜伽中真正的损伤发生在两个体式之间的过渡阶段。这在快速活动的课程中更为常见，每个体式在结束时几乎没有指令然后紧接着就进入下一个体式。从向前弯曲快速地移动脊柱向后弯曲，然后拧转，再到站立，双臂平衡等等，要把力放在顺着脊柱的肌肉上，尤其是将脊柱稳定在适当位置的韧带和关节上。想象一张过期的信用卡，你想要将它折断，你便一次又一次地前后掰它，最终的结果就是它将在折缝处断开。瑜伽是为了增加你脊柱的力量和灵活性，所以要缓慢地移动，注意力集中，在动作过渡时要小心。

瑜伽能够提高你身体的力量和灵活性；为避免使你的脊柱过度紧张，在进行每个体式时动作要缓慢。

瑜伽中的正念和动作（动作过渡）

每个体式都由三部分构成，包含进入体式、体式本身以及从体式退出。这三个部分同等重要，也应受到同等的重视。为了安全地做出这些姿势，进入体式时有一系列特殊的指令，必须全神贯注。一旦你完全展示出了所需的体式，继续保持注意力，呼吸，并注意这时出现的任何感觉。当你开始退出体式的时候，将你全部的意识放在支持你退出所需要的肌肉上，以及力量的来源部位。

集中在体式中的这三个部分可以继续锻炼你的身体意识，停止每天分散我们注意力的杂乱的思绪。心慢下来，清空一切杂念。我们的神经系统开始调整，并且随之所有其他的生理系统（循环系统、呼吸系统、免疫系统、内分泌系统等）也开始进行调整。这种滚雪球效应能使你更健康，心智平和，活力增强，对你的身体、情感和生理等各个层面上将呈现全面积极的影响。

这就是瑜伽的"魔力"。我们以运动开始，然后在平静和静止中发现自我。

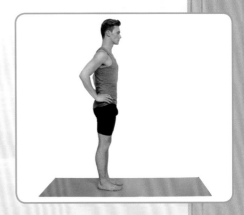

1　基础姿势站好，注意力集中在身体和呼吸上。

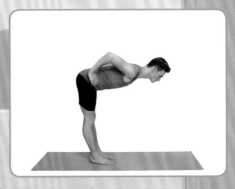

2　继续完善体式，保持呼吸平稳并且注意你身体里的感受。

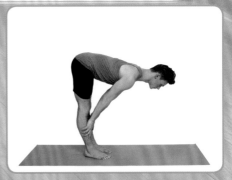

3　重新回到你的基础姿势，压向你的脚，使你的脊柱贴向肚脐，然后起身。

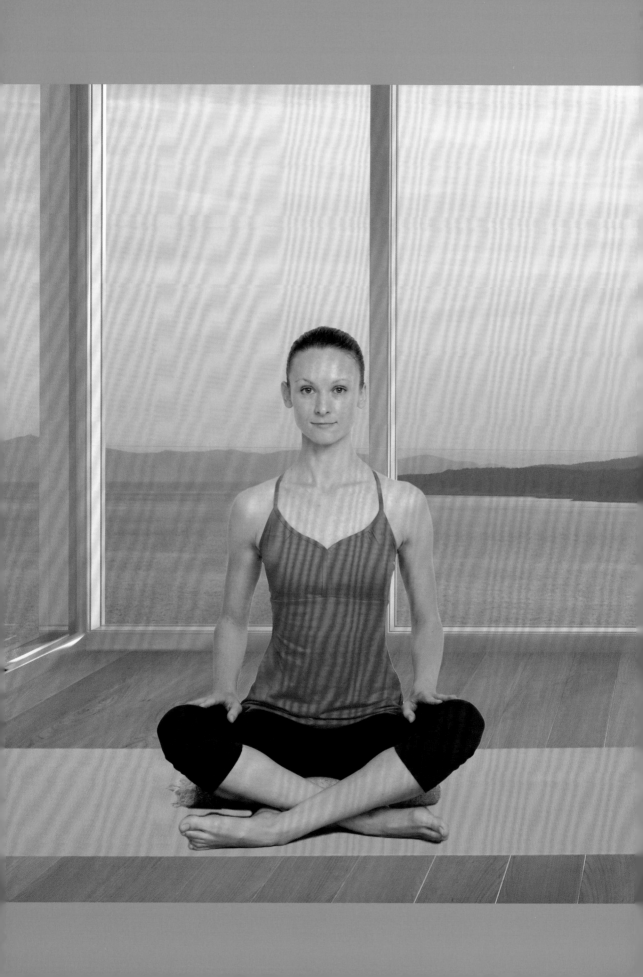

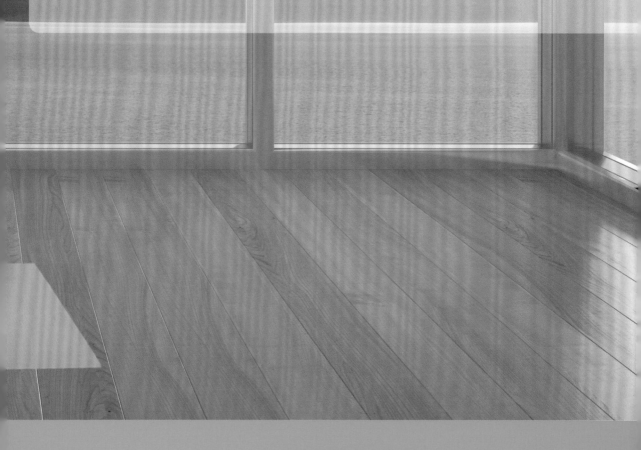

定心和热身

　　就像在零摄氏度以下的天气里出发之前要先把汽车发动起来使它变暖一样，你也同样应该对你的身心进行热身。定心就是寻找你一天中静止的那一刻，而这一刻就是我们开始关注那一天中实际感受的时候。热身是小范围活动，将你的脊柱向各个方向活动：向前、向后、侧弯和扭转。利用这个时间来使你的意识沉浸于内心。把灯调暗，闭上双眼，然后与你身体的感觉、呼吸的频率、你的体能水平建立联系。通过练习，定心和热身可以使你在生理上、心理上和情感上获得深远的益处。

简易坐式

Sukhasana

　　直接坐在地面上可能会比较有挑战性。练习一段时间，通过合并瑜伽体式来拉伸和加强身体的力量会使你坐起来更舒适。如果一开始觉得困难，耐心一点——双手撑地或者倚靠着墙壁可能会容易一些。

第一步：坐在地面的垫子上。

第二步：屈膝，双腿交叉。

第三步：膝盖在髋部下方并保持放松。如果感觉这个姿势不自然，可以试着坐在折叠的毯子上。

第四步：将你的脊柱向上伸展，颈部向上拉伸，感受你的臀骨贴在地面上的垫子或者毯子上。

第五步：将你的上臂向后扩展以便打开胸部。

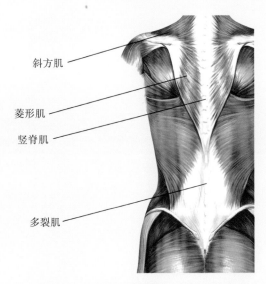

目标肌肉

斜方肌

菱形肌

竖脊肌

多裂肌

脊柱周围肌肉

注意

● 如果你的膝盖有不适的感觉，可以在膝盖下垫瑜伽砖或者毯子来支撑。

提示

● 调整姿势，直到你感觉找到了中心点并且能保持平衡。

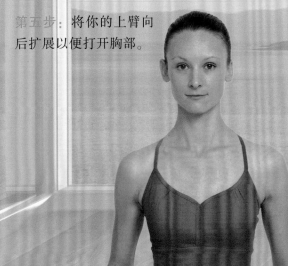

变式

　　如果你感觉髋部、腰部或者腿筋紧张，可以坐在更厚的毯子上。如果坐直很困难，可以将毯子放在墙的前面然后通过倚靠着墙壁坐来支撑你自己。

婴儿式

Balasana

婴儿式是一种极好的放松体式。你将在课程的开始或者结束做这个体式，另外你将在做拜日式的过程中见到它。把它当作瑜伽练习里的休息时间。髋部深度合拢，腹部贴近大腿，前额抵在地面上，这些都能加强放松的效果。

第一步：从桌子式开始。将你的髋部向后贴向脚后跟，前额抵在地面、瑜伽砖或者手臂上。

第二步：手臂可以向前伸出或者交叉。

目标肌肉

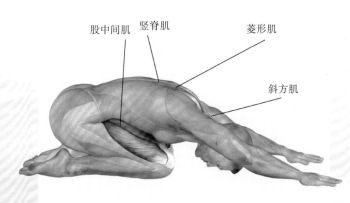

股中间肌　竖脊肌　　　　　菱形肌

斜方肌

手臂和后背肌肉

注意

● 如果你的膝盖不能折叠，那就不要强求。

提示

● 当你的腹部贴在大腿上时，神经会很放松。

变式

如果你的头不能碰触到地面，就在前额下垫一个折起来的毯子或者放一块瑜伽砖。

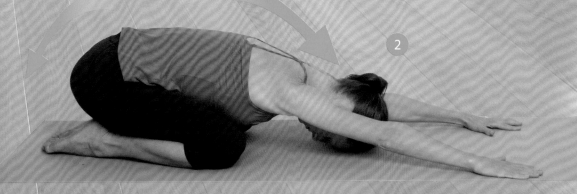

小狗伸展式

Uttana Shishosana

小狗伸展式是婴儿式与下犬式（第20页）的结合体，这是一个超棒的体式，用来唤醒我们的身体并且拉伸我们的背部、背阔肌和腋窝。面向地面放松，不要过度拉伸腋窝也不要让腰沉下去。

第一步：从桌子式开始，手指张开，手臂伸直，手掌轻轻滑向前面。

第二步：髋部后压，胸部贴向地面，一直保持你的肩膀后缩。你的髋部不应该向前超过你的膝盖。放松使你的前额贴近地面，如果不能触到地面，就在下面垫一块瑜伽砖。

变式

如果你的前额不能触地，可以在下面垫一个瑜伽砖或者瑜伽毯来支撑。

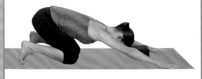

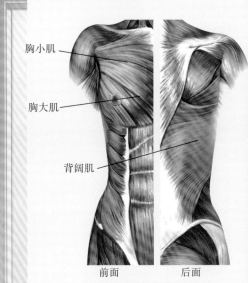

目标肌肉

胸小肌

胸大肌

背阔肌

前面　　　　后面

胸部和背部肌肉

注意
● 如果你有肩部疼痛请避免做此项练习。

提示
● 使你的下肋处尽量远离地面。

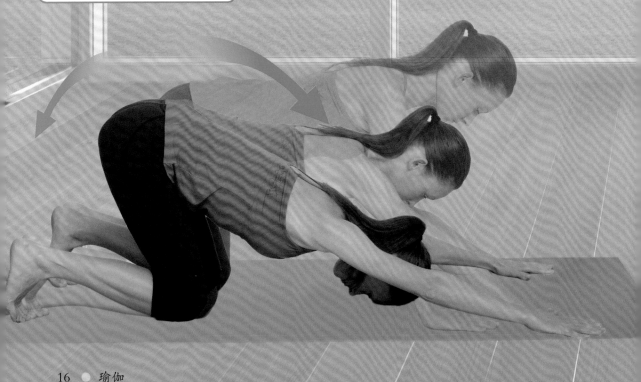

猫式/狗式

Bidalasana/Bitasana

　　如果你只有几分钟的时间，采取这种简单的串联体式（从一个体式到另一个体式）是一个很好的选择。弯曲和伸展将使脊柱变得灵活柔软，这也是一个调整呼吸和动作的好方法。

第一步：从桌子式开始，保持脊柱正中，双臂伸直撑在肩膀正下方，大腿与地面垂直，手指尖朝向前方。两小腿应保持平行，脚趾指向身体后方。

第二步：呼气，向下卷曲你的尾骨，收腹，向内收下巴，眼睛看向膝盖。

第三步：吸气，提升尾骨，脊柱下沉，抬头向上看。

目标肌肉

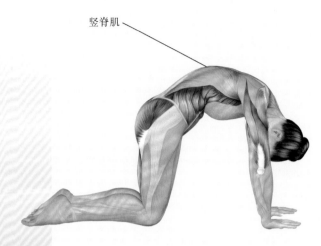

竖脊肌

背部肌肉

提示
● 感受呼吸的协调和脊柱的起伏，如果可以请闭上双眼。

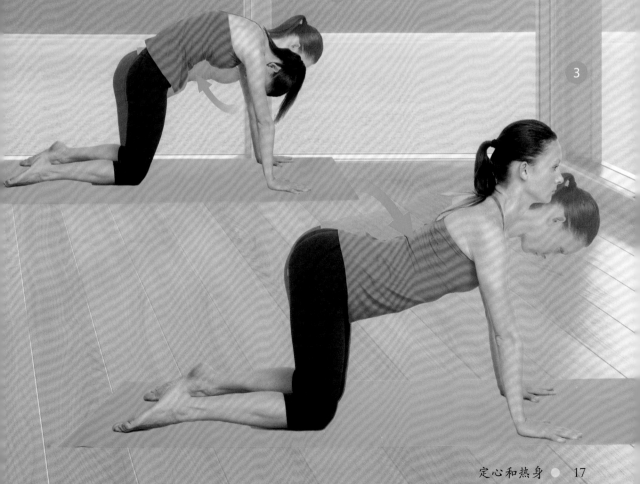

膝胸式

Apanasana

做这个体式你甚至都不用离开床，任何时候你都可以用这个体式来放松你的背部。借助重力，背部、臀部和腹股沟的肌肉可以毫不费力地得到一次很好的拉伸！

第一步：平躺。

第二步：呼气，将双膝贴向胸部，如果你喜欢，可以用手臂环抱双膝。每一次呼气，轻轻地将你的膝盖和胸部贴在一起，然后在吸气时轻柔地分离。

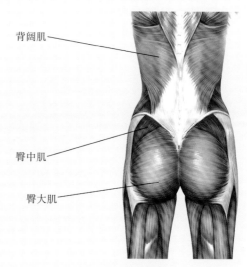

目标肌肉

背阔肌

臀中肌

臀大肌

背部和臀部肌肉

提示
● 试着把你的膝盖并拢然后分开，拉伸的感觉将会出现变化。

快乐婴儿式

Ananda Balasana

快乐婴儿式比膝胸式多了一点挑战性。通过双手接触你的双脚，你的背部和腹股沟会得到更大的拉伸。如果你不能同时触到你的双脚，就每次接触一侧。这个体式可以达到深度放松，使大脑平静。

第一步：平躺。

第二步：呼气，将双膝贴向你的胸部，双膝从折叠状态打开，然后用双手握住脚内侧成弓形。

第三步：你的脚底应该朝向天花板；膝盖移向腋窝下方。

第四步：每一次呼气时轻轻地将膝盖贴向腋窝，然后在吸气时轻柔地分离。

提示
● 体会在这个体式中你背部的感觉。

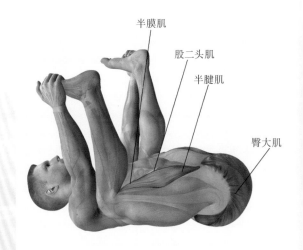

目标肌肉

半膜肌

股二头肌

半腱肌

臀大肌

臀部和腿部肌肉

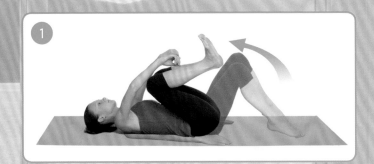

1

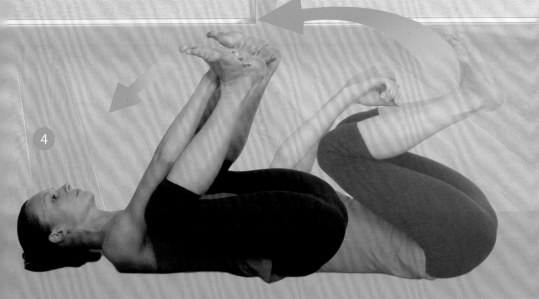

4

下犬式

Adho Mukha Svanasana

下犬式是瑜伽练习中一种主要的体式。它能够强化身体的力量和灵活性。最开始的时候，你也许只能坚持几个呼吸的时间，但是随着时间的推移，你可以试着延长坚持的时间。它可能看起来很简单，但其实中间发生了许多变化。这个体式中既有向前的弯曲也有反向的动作。避免向上踢成手倒立的姿势，下犬式很好地引入了反转的益处。

注意

● 如果你有心脏病，请避免练习这个动作。

提示

● 从你的手部拉伸到髋部，延伸你脊柱的长度。

第一步：从桌子式开始，手臂向前移动一个手掌的距离。双手分开与肩同宽，手指张开。向外旋转你的上臂。双脚分开与骨盆同宽，向下蜷起你的脚趾。当你开始伸直腿的时候你的手和脚要向下压。

1

第二步：继续伸直你的腿（你的脚后跟不需要接触到垫子。）

第三步：双脚保持平行，动员腿部肌肉，然后身体向上抬起并且延伸你的尾骨。

第四步：手臂用力，从腋窝逐渐拉伸到臀部。呼气，膝盖逐渐下降至接触地面。

目标肌肉

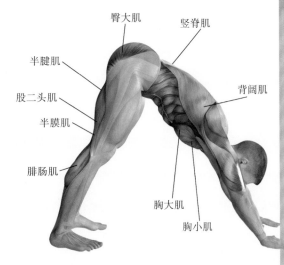

臀大肌
竖脊肌
半腱肌
股二头肌
背阔肌
半膜肌
腓肠肌
胸大肌
胸小肌

手臂和背部肌肉

2

变式

如果你的大腿后部紧张，就将脚后跟抬离地面。

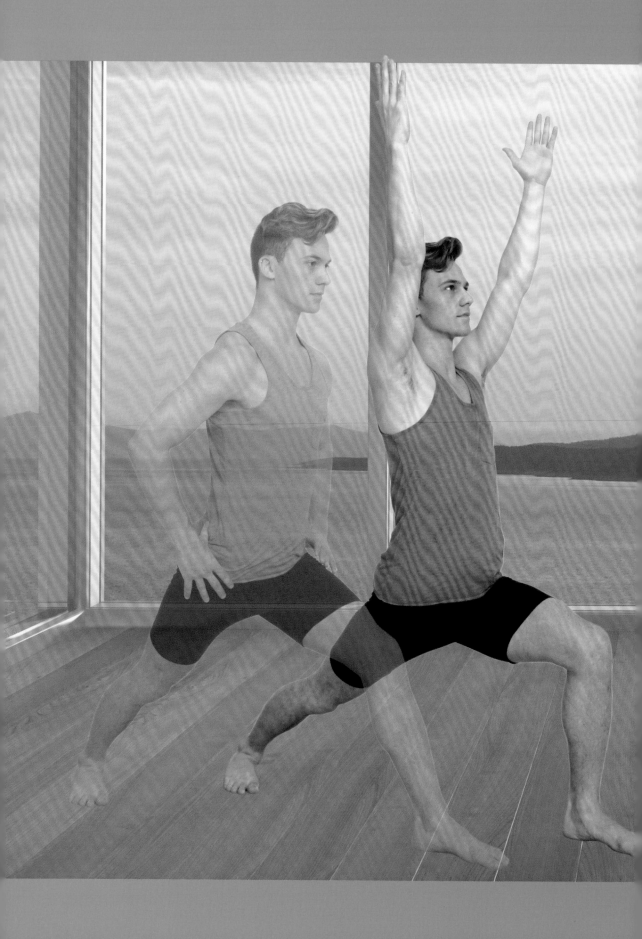

站立和平衡体式

　　这组体式是瑜伽练习的基础部分，从初学到资深的任何瑜伽修行者都能练习。这些体式能够使你的注意力更集中，提高协调性、平衡能力，改善姿态，增强力量和基础能力。它们能稳定腿部和髋部的关节，还能巩固背部、肩部和颈部。这些体式教会你如何拉伸腿和胳膊来延展脊柱和开阔胸腔。站立和平衡体式能够激活神经系统。这些体式促进了循环和呼吸，使体温、体能、自信、稳定性和耐力都有所增长。

山式

Tadasana

山式看起来不过是"站立",但是这个体式的动作以及所需的精力集中是用来锻炼全身注意力的集中。继续让意识穿过你的身体,提醒自己动员适当的肌肉活动来参与支持这个体式。做好这个体式需要很强的体力和耐力。

第一步: 双脚并拢站立或者略分开以保持更好的稳定性,使身体的压力分布到你脚掌的四角。抬起脚舒展脚趾然后落回到垫子上。

第二步: 动员你的腿,使你大腿的肌肉绷紧并且向中线收缩。

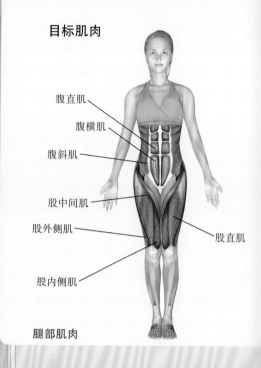

目标肌肉

腹直肌
腹横肌
腹斜肌
股中间肌
股外侧肌
股内侧肌
股直肌

腿部肌肉

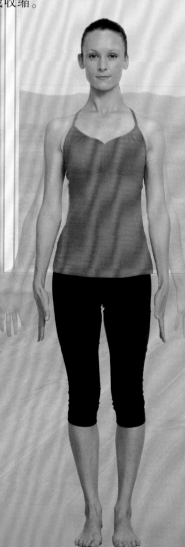

第三步: 使你的骨盆保持中立位,沿着你脚踝的方向延展尾骨,腹部的肌肉微微用力。

第四步: 提升你的肋骨来伸展你的脊柱。提升你的胸骨,注意不要晃动背部。

第五步: 动员你手臂上的肌肉。手掌向前,手指朝下,张开上臂,保持从头部到尾骨的平衡,打开胸腔然后翻转手掌朝向身体。

提示

● 尽管听起来不太可能,然而在这个体式当中许多肌肉都有意识地参与进来。

致敬式

Urdhva Hastasana

这是又一个当你做好时比看起来更有挑战性的体式。摆出山式并将双臂举过头顶。在这个体式中要利用适合的肌肉来维持"形状",但是要注意你动员的肌肉在这个体式中是否多余。注意感受肩峰、颈部和下颌,你能在保持姿势的前提下放松这些部位吗?

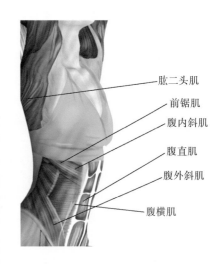

目标肌肉

- 肱二头肌
- 前锯肌
- 腹内斜肌
- 腹直肌
- 腹外斜肌
- 腹横肌

腹部肌肉

第一步:从山式开始,通过指尖拉伸。

第二步:向外旋转手臂,掌心相对举过头顶,保持你的两手臂伸直且平行。再重复一次,重心放在脚上并且通过指尖拉伸。

提示

● 坚持把注意力集中在维持这个体式上要比它看起来难很多。

变式

如果你的肩部太紧张,可使你的手臂摆成一个张开的"V"字形。

椅式

Utkatasana

椅式将教会你的身体如何依靠踝部、膝部和髋部进行转移。这个体式需要全身力量的加入。完成这个体式时你肯定会知道股四头肌在哪个部位！起初，你也许只能坚持几个呼吸，随着时间的推移，试着延长这个体式的保持时间，以加强腿部和上肢力量。

第一步：以山式开始，两脚并拢。

第二步：呼气时，弯曲你的踝部、膝部和髋部，好像你要在这个体式中"坐下"。

第三步：吸气，向外旋转手臂，使它们从身体两侧向上方抬起，手臂平行，掌心相对。

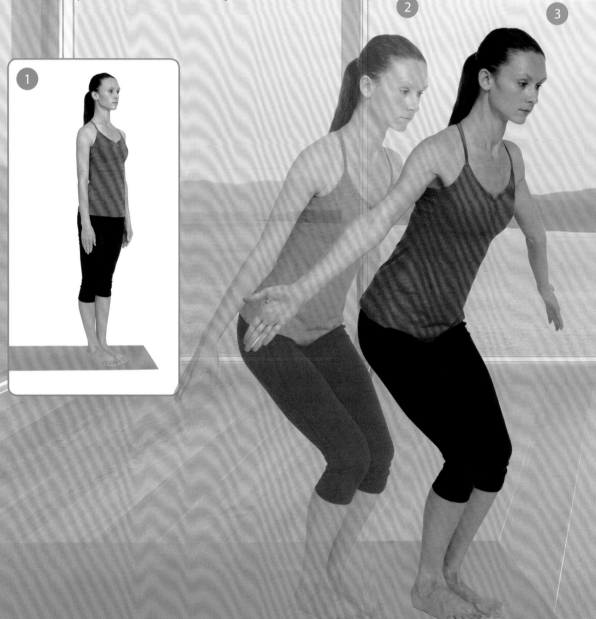

第四步：让你的尾骨向下倾斜，使你的背部不会过度疼痛。抬起侧肋和胸腔，保持你的后颈伸直。三四次呼吸过后，吸气，同时双脚用力蹬地回到山式。呼气时放松并从两侧向下放下手臂。

4

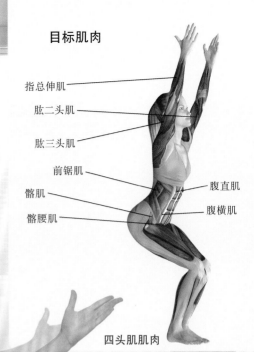

目标肌肉

指总伸肌

肱二头肌

肱三头肌

前锯肌

髂肌

髂腰肌

腹直肌

腹横肌

四头肌肌肉

变式

如果你的肩部或者颈部特别紧张，你可以双手叉腰或者双手合十。

提示

● 当你向后下坐时,把尾骨向下舒展一点,两腿向中间并拢。

高冲刺式

高冲刺式是一个很好的能够牵拉大腿上部和腹股沟肌肉的体式。我们在椅式上练了很久，高冲刺式可以缓解其带来的肌肉紧张。在你右侧肌肉拉伸的同时，左侧的股四头肌也得到了拉伸。它最棒之处就在于可以双管齐下！

第一步：从山式体式的站立位开始。

第二步：呼气，身体向前合拢，进入椅式。如果需要的话请屈膝，这样你的手就可以触到地面。

第三步：左脚向后迈出足够远，使你的右前膝垂直于脚踝。

第四步：轻轻地放松你的手指尖，注视前方，打开胸部。

第五步：下压，使你的大腿后部朝向天花板，脚后跟朝向后方的墙壁。

第六步：向前收腿回到椅式，然后再回到山式。

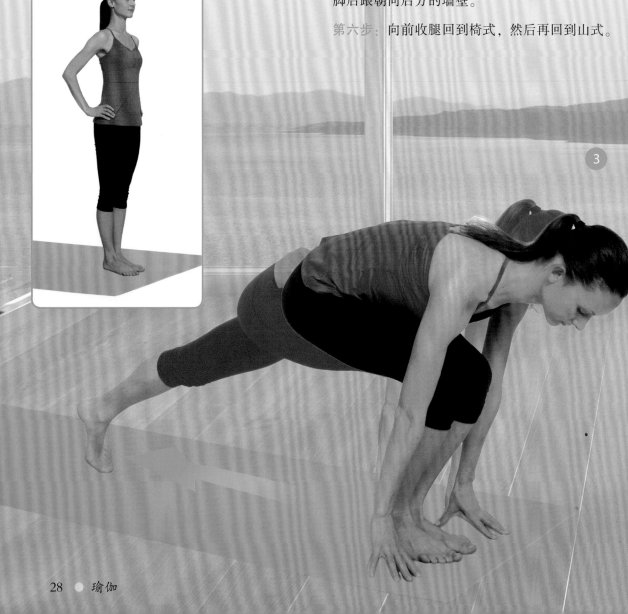

1

3

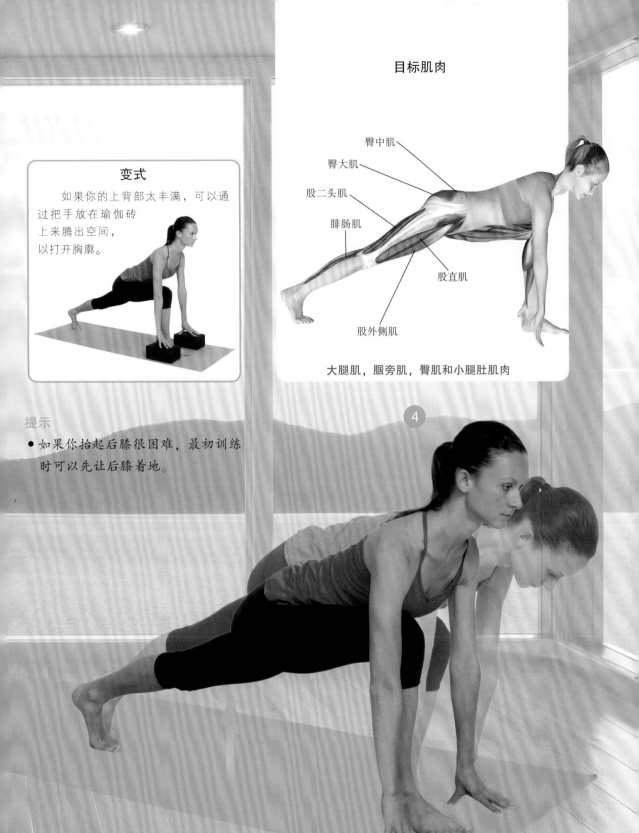

目标肌肉

臀中肌

臀大肌

股二头肌

腓肠肌

股直肌

股外侧肌

大腿肌，腘旁肌，臀肌和小腿肚肌肉

变式

如果你的上背部太丰满，可以通过把手放在瑜伽砖上来腾出空间，以打开胸廓。

提示

● 如果你抬起后膝很困难，最初训练时可以先让后膝着地。

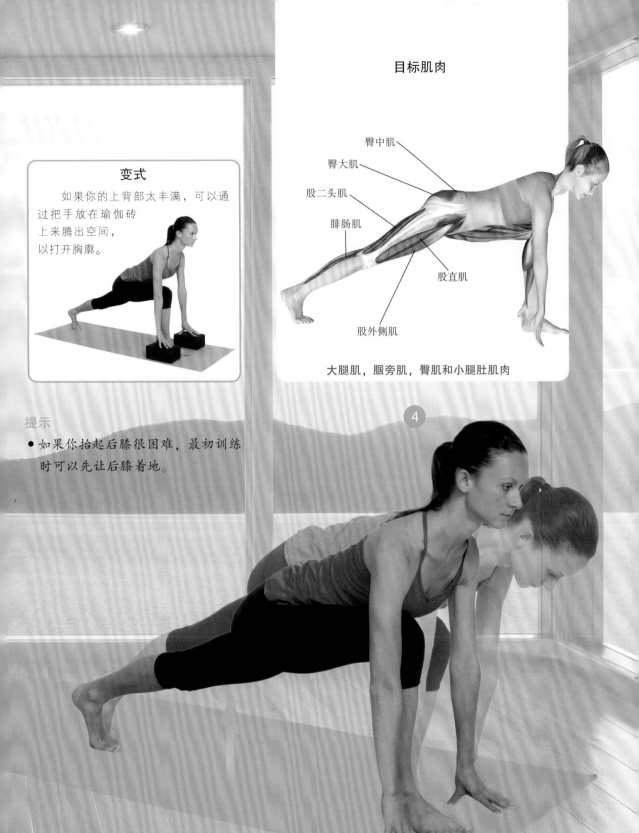

勇士一式
Virabhadrasana I

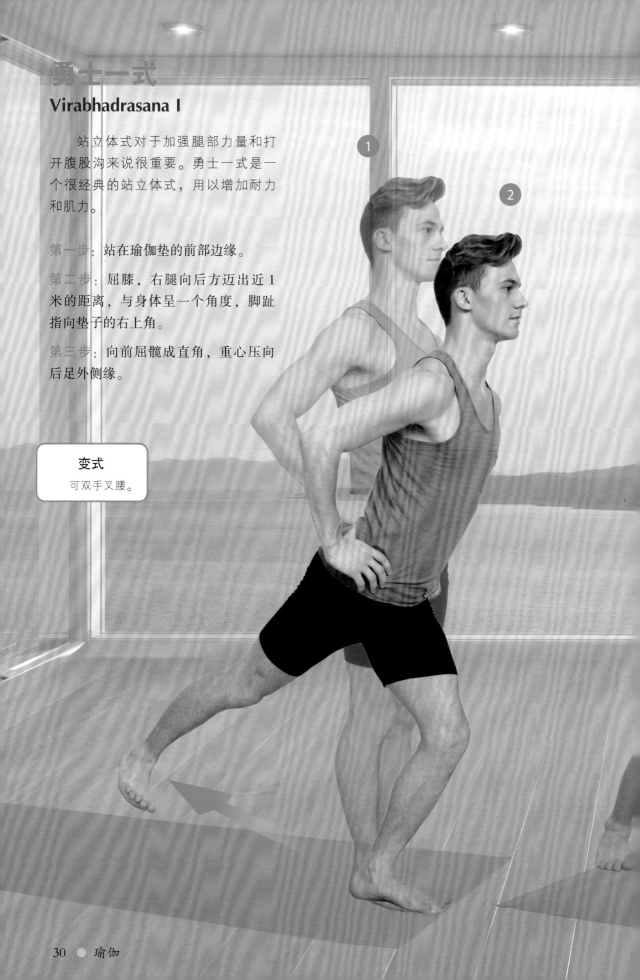

　　站立体式对于加强腿部力量和打开腹股沟来说很重要。勇士一式是一个很经典的站立体式，用以增加耐力和肌力。

第一步：站在瑜伽垫的前部边缘。

第二步：屈膝，右腿向后方迈出近 1 米的距离，与身体呈一个角度，脚趾指向垫子的右上角。

第三步：向前屈髋成直角，重心压向后足外侧缘。

变式
可双手叉腰。

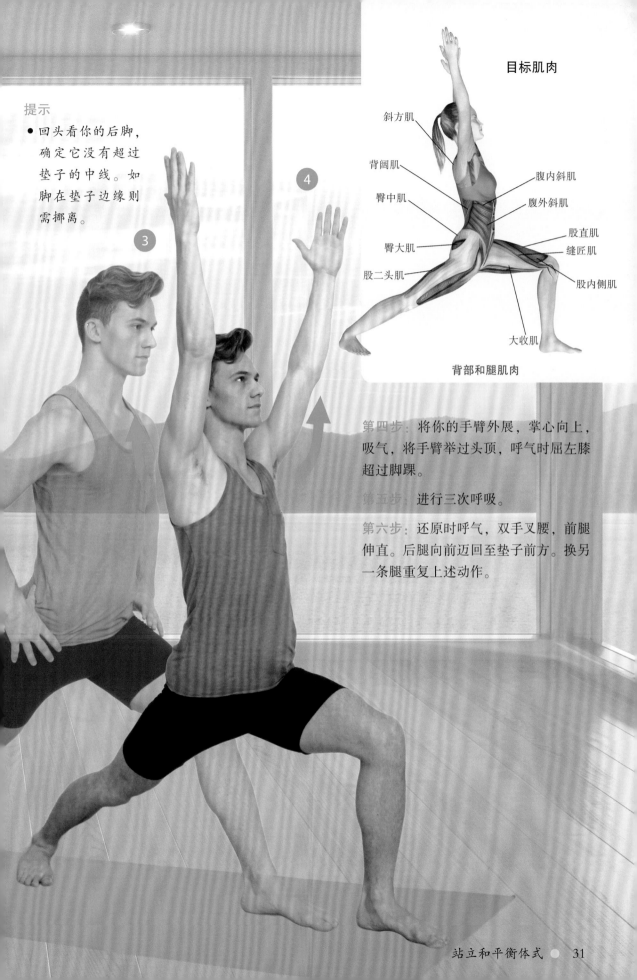

提示

- 回头看你的后脚，确定它没有超过垫子的中线。如脚在垫子边缘则需挪离。

斜方肌

背阔肌

臀中肌

臀大肌

股二头肌

腹内斜肌

腹外斜肌

股直肌

缝匠肌

股内侧肌

大收肌

背部和腿肌肉

第四步：将你的手臂外展，掌心向上，吸气，将手臂举过头顶，呼气时屈左膝超过脚踝。

第五步：进行三次呼吸。

第六步：还原时呼气，双手叉腰，前腿伸直。后腿向前迈回至垫子前方。换另一条腿重复上述动作。

勇士二式

Virabhadrasana II

勇士二式与勇士一式相比，运动的肌肉是不同的。面临的挑战是在体式中需保持你的体重均匀地分布以及保持脊柱的平衡。注视你前方的手掌中指，这个体式的挑战在于当你无法看到时，你的空间意识能否保持身体平衡。

第一步：站在垫子中间，面向垫子的长边。

第二步：两脚分开足够宽，以使两臂侧平举时你的脚后跟在手腕的正下方。右脚后跟向外翻转。左大腿从顶部开始向外转，左脚也向外转。

> **变式**
>
> 可双手叉腰。

提示
- 使你的肩峰和背部放松，但要让手臂紧张起来。

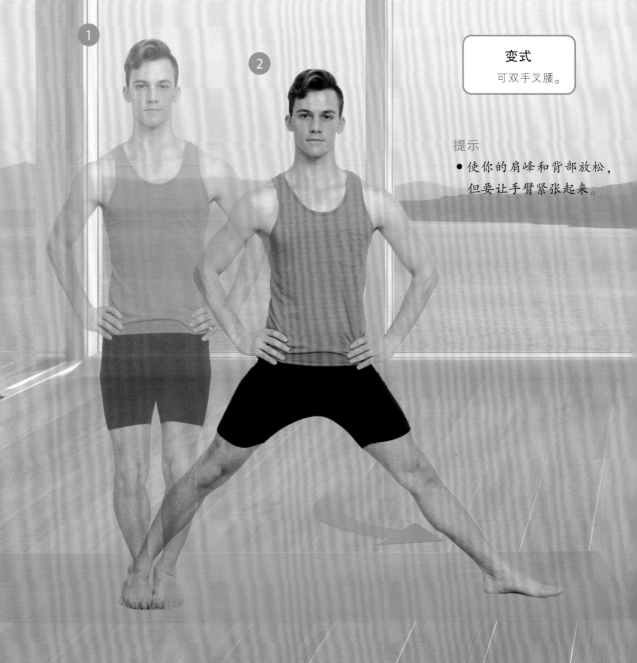

第三步：吸气，扩张你的胸部，举起手臂并牵拉你的手指尖。

第四步：呼气，屈左膝至脚后跟正上方（不要超过脚踝），身体向左侧前倾。

第五步：通过将身体压向右脚外侧来拉伸右腿。

第六步：注视左手指尖。

第七步：保持手臂伸直，但肩部可以放松。

第八步：三次呼吸后吸气，当你呼气时，伸直左腿，脚趾朝前，两手叉腰，跳跃并拢双脚或移步并拢双脚。

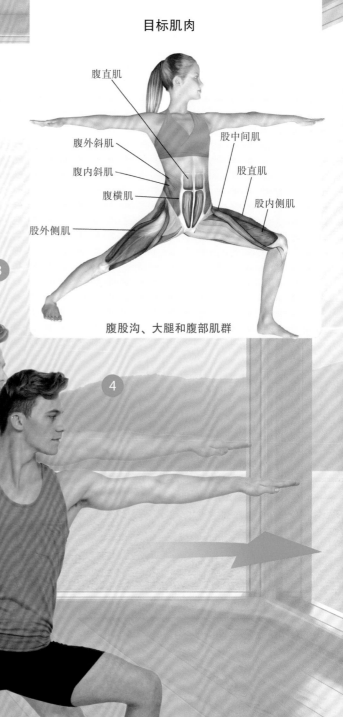

目标肌肉

腹直肌
腹外斜肌
腹内斜肌
腹横肌
股外侧肌
股中间肌
股直肌
股内侧肌

腹股沟、大腿和腹部肌群

三角式

Trikonasana

　　三角式是一个优雅且强大的体式。能够维持这个体式并同时向外扩展是一个挑战。想象你的力量集中在躯干的中心，然后朝五个不同的方向伸展。

第一步：站在垫子中间。

第二步：两脚分开足够宽，以使两臂侧平举时你的脚后跟在手腕的正下方。右脚后跟向外翻转，左腿向外打开，左足向左侧伸出。

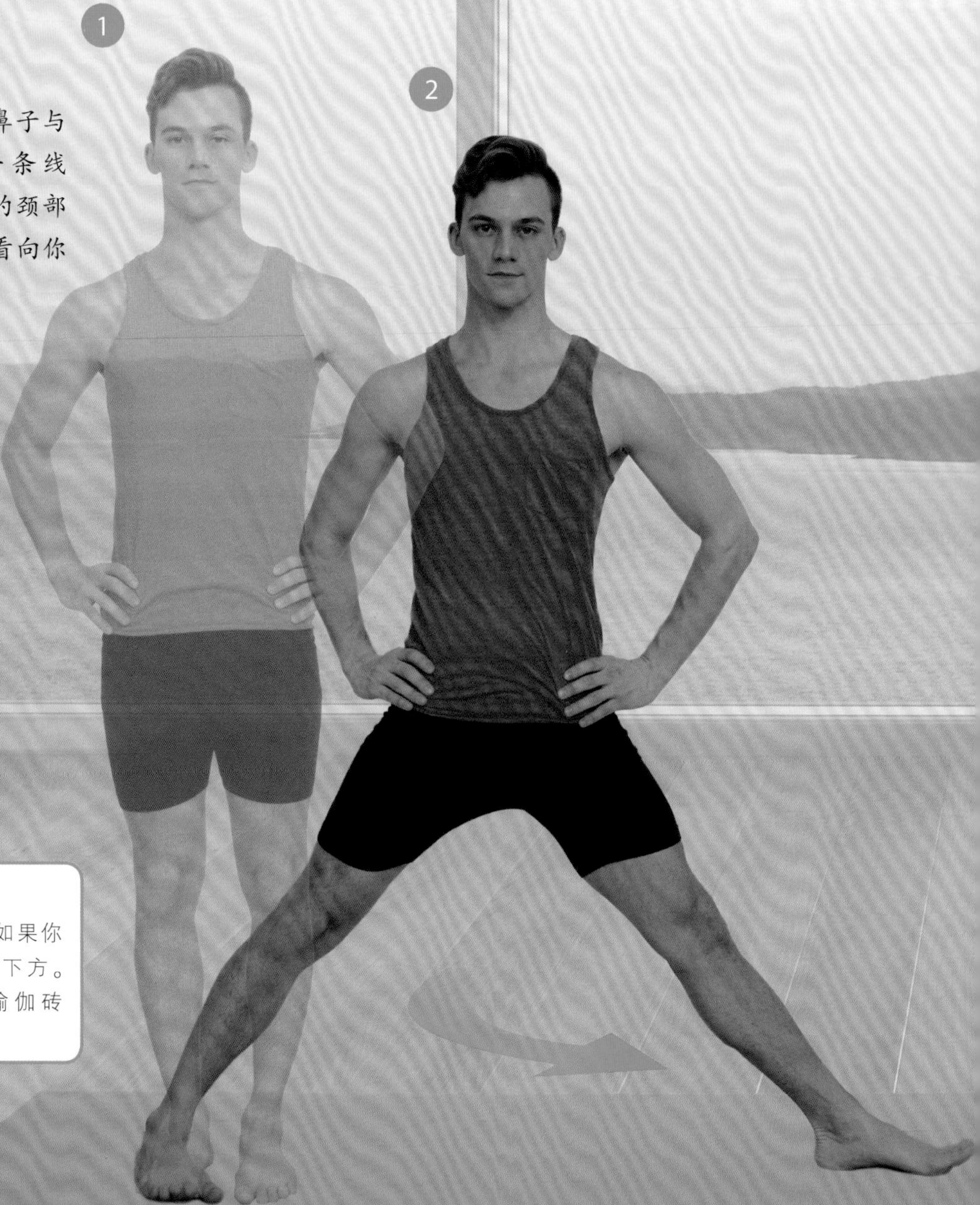

提示

● 首先使你的鼻子与胸骨处于一条线上，如果你的颈部没有不适，看向你举起的手部。

变式

　　双手叉腰，如果你颈部有问题，看下方。下方的手放在瑜伽砖上。

第三步：身体压向脚踝来强化腿部肌肉。吸气，双臂侧向抬起平举，扩展和拉伸脊柱。

第四步：呼气，髋部右移，从右腿带动脊柱以左髋为中心向左侧弯。

第五步：左手下落放在左腿胫骨上或左腿胫骨后面的垫子或者瑜伽砖上，然后举起右臂进行拉伸。

第六步：身体向后仰，打开胸部使胸骨朝向天空。

第七步：三次呼吸之后，吸气然后呼气，身体压向脚踝，收腹，抬起躯干回到正中，脚趾朝前，手臂下落。从另一侧重复刚才的动作。

目标肌肉

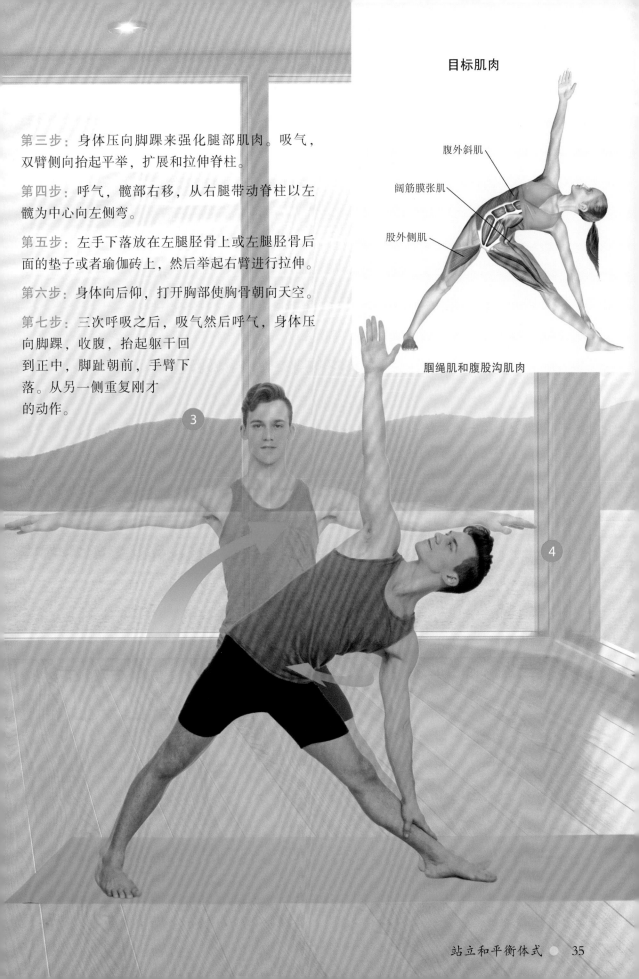

腹外斜肌

阔筋膜张肌

股外侧肌

腘绳肌和腹股沟肌肉

侧伸展三角式

Utthita Parsvakonasana

侧伸展三角式是勇士二式和三角式的结合体，它将把你的灵活性和力量带向一个新的水平。维持这个体式三次呼吸的时间，尝试多次练习来延长维持的时间。使右膝保持弯曲来挑战自己，通过勇士二式过渡来退出这个体式。有意识地进行优雅的移动。

第一步：站在垫子中间，两脚分开足够宽，以使两臂侧平举时你的脚后跟在手腕的正下方。

第二步：右脚后跟向外转，左腿从上到下整条腿也向外转。

第三步：吸气时手臂侧平举，拉伸和延展你的脊柱，呼气，屈左膝至脚踝上方，使你的膝盖压向脚的外侧。

提示

- 注意你的前膝，使它和脚踝保持在一条竖线上。
- 动员你的腿，给后腿以持续的拉伸。

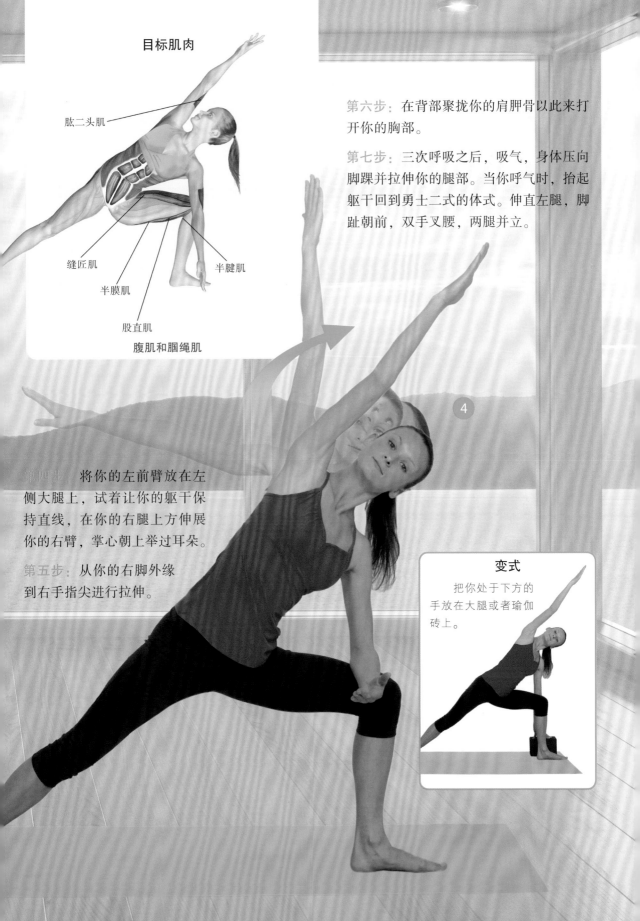

目标肌肉

肱二头肌

缝匠肌

半膜肌

股直肌

半腱肌

腹肌和腘绳肌

第六步：在背部聚拢你的肩胛骨以此来打开你的胸部。

第七步：三次呼吸之后，吸气，身体压向脚踝并拉伸你的腿部。当你呼气时，抬起躯干回到勇士二式的体式。伸直左腿，脚趾朝前，双手叉腰，两腿并立。

4

第四步：将你的左前臂放在左侧大腿上，试着让你的躯干保持直线，在你的右腿上方伸展你的右臂，掌心朝上举过耳朵。

第五步：从你的右脚外缘到右手指尖进行拉伸。

变式

把你处于下方的手放在大腿或者瑜伽砖上。

侧前屈伸展加强式

Parsvottanasana

这个体式的形状和它的名称似乎不对应。在这个姿势中你会完全地活动你的腿部，并且明显地拉伸你前腿的后部（腘旁肌）。一旦这个姿势形成，重点就放在头顶向外拉伸扩展，身体两侧也由此伸长，这个体式因此得名。想象着移动你的肩膀使其远离臀部，为你的胸腔创造更多的空间。

第一步：从山式开始，左脚向前迈三步的距离。

第二步：后脚转一个角度然后身体压向外侧缘。

第三步：双手叉腰，肘部向后。向前屈髋成直角。身体压向脚面，拉伸你的腿部，然后当你抬起胸骨时吸气。

第四步：呼气，然后缓慢地向左腿方向拉伸你的脊柱，保持髋部成直角，当你缓慢地向前折叠时，保持背部是水平的。

第五步：双手一直叉腰，当你拉伸的时候使你的肩胛骨相互靠近。

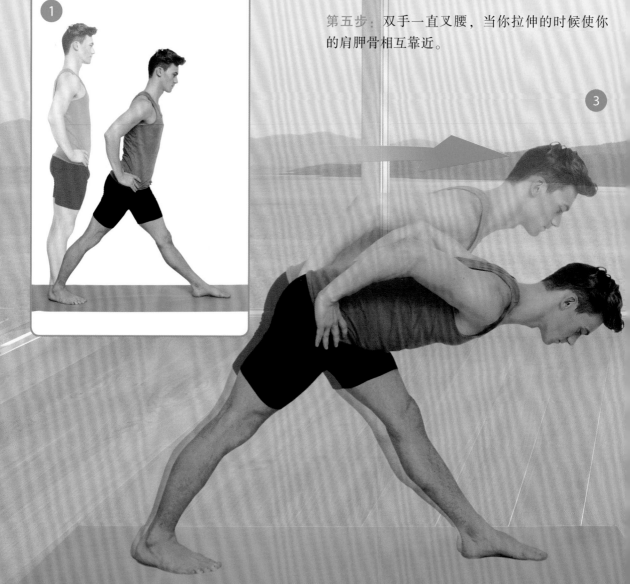

第六步：手指尖放在地面或者瑜伽砖上进行放松。

第七步：继续向前屈髋并且强化你的腿部肌肉。

第八步：三次呼吸之后，放松，让你的腿重新紧张，收腹，双手叉腰，肘部向后，然后吸气。

第九步：呼气，身体压向脚面，然后重新立起躯干。

第十步：后腿向前，收回到山式。

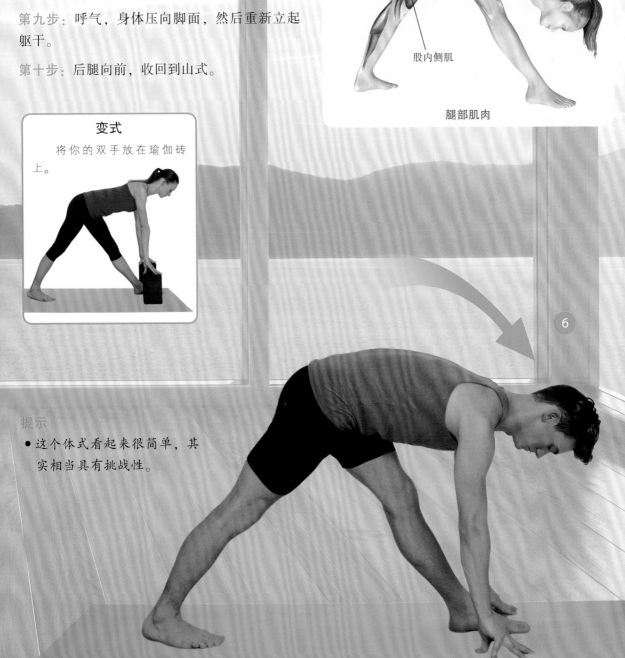

臀中肌
髂腰肌
股直肌
股外侧肌
背阔肌
股内侧肌

腿部肌肉

变式

将你的双手放在瑜伽砖上。

6

提示

● 这个体式看起来很简单，其实相当具有挑战性。

反转三角式
Parivrtta Trikonasana

反转三角式是一个非常有挑战性的体式。这是一个站立体式，身体向前弯曲并扭转。尝试保持髋部水平，扭转的部位主要在脊柱的中间到上半部分。这可能让你无法保持平衡，所以做这个体式时动作要缓慢并且精神高度集中。如果需要的话可以背部靠墙。

第一步： 从山式开始，左脚向后迈三步的距离，脚后跟站稳。双手叉腰，肘部朝后。屈髋向前成直角，身体压向你的脚，拉伸你的腿部，然后在抬起胸骨时吸气。

第二步： 呼气，缓慢地将你的脊柱在右腿上方伸展。保持屈髋，然后背部挺直缓慢折向前方。

第三步： 旋转你的前腿，将左手放在右腿胫部（或者放在右腿外侧的地面或瑜伽砖上，依你的能力而定）。

第四步： 试着扭胯（你的左臀可能需要更贴近地面一些）。

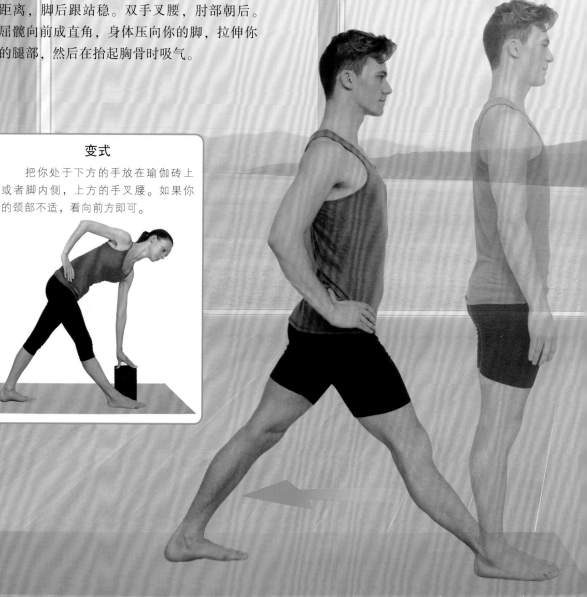

变式

把你处于下方的手放在瑜伽砖上或者脚内侧，上方的手叉腰。如果你的颈部不适，看向前方即可。

第五步：如果你的颈部没有不适，当你打开胸腔并在背部聚拢肩胛骨时可以注视天花板，抬起右臂，掌心向右。

第六步：三次呼吸之后，放松，让你的腿重新紧张，收腹，双手叉腰，肘部朝后并吸气。

第七步：呼气，身体压向脚面，然后立起躯干。

第八步：向前迈回到山式。

注意
● 如果你的腰部或者骶骨部位有问题，请不要做这个体式。

提示
● 这个姿势有些难度，它结合了站立体式、向前弯曲和扭转。可能你需要花相当长的时间才能适应它！

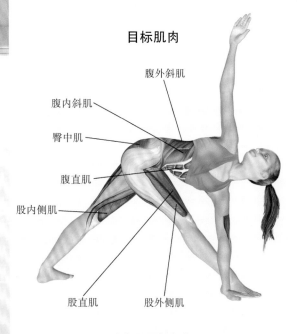

目标肌肉

腹外斜肌
腹内斜肌
臀中肌
腹直肌
股内侧肌
股直肌
股外侧肌

腹部和腿部肌肉

树式

Vrksasana

　　树式对于平衡位体式是一个很好的入门。鉴于这个体式有多种层次，每个人都可以接受。为了保持平衡，你必须动员脚部、腿部以及核心肌群的力量。通过变化手臂的位置来看这个体式如何改变。如果想增加一点挑战性，把眼睛闭上。

第一步：山式站立，找一个让你注意力集中的点 (drishti)。

第二步：活动一下你站立的右腿，保持髋骨在水平位置且向前。左膝外转然后抬高左脚至腹股沟或是胫骨的一侧。脚要紧紧贴在大腿上。左膝收紧，保持身体平衡。

第三步：侧向抬起双臂，掌心向外，举过头顶至双手与肩同宽。尾骨向下延伸然后躯干向上伸展。从腿部拉伸到指尖部分。

第四步：三次呼吸之后，放松手臂然后回落至身侧。左腿放松然后把脚放回地面，回到山式。

提示

- 双手叉腰并且注意你的髋部是否水平。

变式

　　为了让这个姿势更容易一些，你可以用支架、瑜伽砖或者墙壁来进行支撑。你也可以双手叉腰。

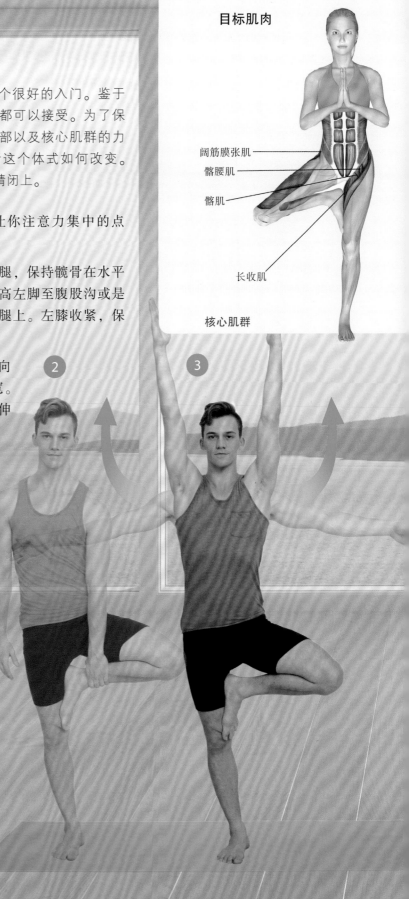

目标肌肉

阔筋膜张肌
髂腰肌
髂肌
长收肌

核心肌群

鹰式

Garudasana

初做鹰式动作，可能让你感觉手臂和腿的摆放很混乱。它几乎就像是在拧转你的胃和拍打你的头。在这个体式中，双臂和双腿的动作是相反的。如果太混乱了，别担心，只要确定在你变换方向时保持让它们相反即可！注意力集中在身体中线，感觉像是你正在拧一块海绵。

第一步：从山式开始，双手叉腰，左腿向外迈一步，脚趾绷直。重心放在右腿上然后屈右膝。抬起左腿缠绕在右腿上，根据你的灵活性将左脚勾住右脚的脚踝。保持平衡然后屈髋。

第二步：侧向抬起左臂，向上屈肘使手指指向天花板。将左臂在右臂下方与其交叉，屈肘继续缠绕到右前臂上，两掌合并，指尖垂直向上，保证肘部与肩在同一水平线上。

第三步：保持膝盖弯曲然后向前屈髋成直角。

第四步：三次呼吸之后，吸气时放松手臂和腿回到身侧，呼气时回到山式。

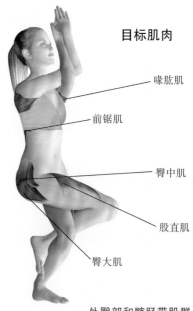

目标肌肉

- 喙肱肌
- 前锯肌
- 臀中肌
- 股直肌
- 臀大肌

外臀部和髂胫带肌群

注意
- 站立时要保持膝盖与脚踝处于一条直线上。

提示
- 如果你的膝部有任何不适，请不要进行缠绕。

①

②

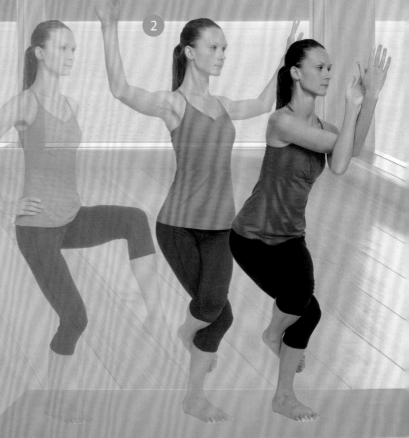

变式

你可以在脚下垫一块瑜伽砖。亦可仅缠绕手臂或者仅缠绕腿。

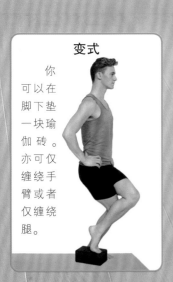

舞王式

Natarajasana

　　舞王式是另一个可以逐渐增加难度的体式，这使它可以被所有层次的人群所接受。它除了需要你后腿、髋部、肩部和后背有灵活性，也需要单脚站立的平衡性。你可能会摇晃不定，但是不要害怕继续做。你要意识到，正是这种"试图掌握平衡"的经历才能使你的力量得到加强并达到最终平衡，顺利完成这个体式。所以，尽管摇摆吧！

第一步：山式站立，重心放在左脚和腿上，屈右膝，使脚后跟贴向臀部，然后右手握住脚踝向上拉。

变式

　　如果你的平衡有问题，上方的手可以扶墙支撑，或身体仅向上拉伸，来代替折向前方。

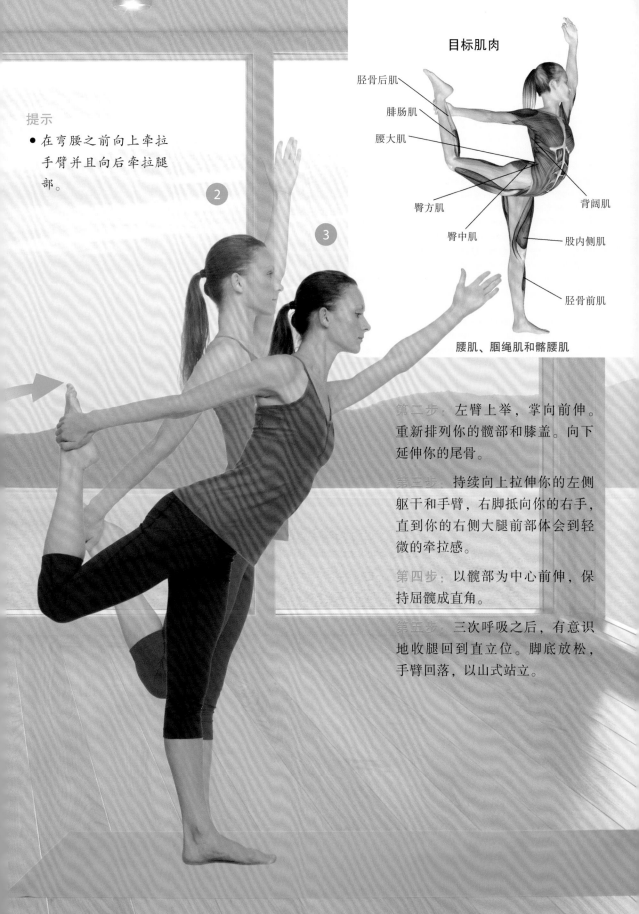

目标肌肉

胫骨后肌

腓肠肌

腰大肌

臀方肌

臀中肌

背阔肌

股内侧肌

胫骨前肌

腰肌、腘绳肌和髂腰肌

提示

● 在弯腰之前向上牵拉手臂并且向后牵拉腿部。

第二步：左臂上举，掌向前伸。重新排列你的髋部和膝盖。向下延伸你的尾骨。

第三步：持续向上拉伸你的左侧躯干和手臂，右脚抵向你的右手，直到你的右侧大腿前部体会到轻微的牵拉感。

第四步：以髋部为中心前伸，保持屈髋成直角。

第五步：三次呼吸之后，有意识地收腿回到直立位。脚底放松，手臂回落，以山式站立。

半月式

Ardha Chandrasana

　　像所有的平衡体式一样，半月式需要专注和果断。但是一旦进入这个体式，就会有一种扩展和自由的感觉。首先，向下凝视，确定你的脚趾向前绷直并和膝盖在一条直线上，后腿伸直，然后脚底向后蹬。

第一步：以勇士二式开始，右手叉腰。

第二步：盯着你的前脚，重心放在前脚上，当你的左手向下触碰远远超过你前脚所在的地面时，将重心放低。

第三步：当你开始向上抬起后腿时，开始伸直你的前腿。

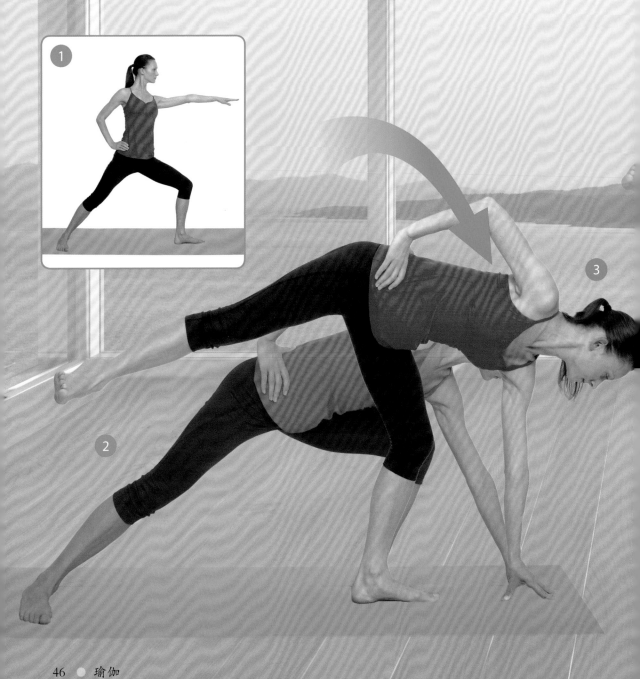

第四步：左手放在肩部正下方，眼睛盯着手指尖。

第五步：打开右髋以使它在你的左髋上方。你上方的手可以叉腰或者伸展着将指尖朝向天花板。

第六步：退出这个体式时，屈前膝，在控制下优雅地将右脚迈回到勇士二式。

变式

将一只手放在瑜伽砖上，另一只手叉腰。如果你的颈部出现疼痛，眼睛看向下方。

提示
- 如果保持平衡对你而言很困难，就挨着墙练习这个体式。背靠着墙，以墙作为支撑。
- 当你尝试着保持平衡时，挑战自己将视线看向天花板。
- 你可以通过把手放在瑜伽砖上来简化这个体式。

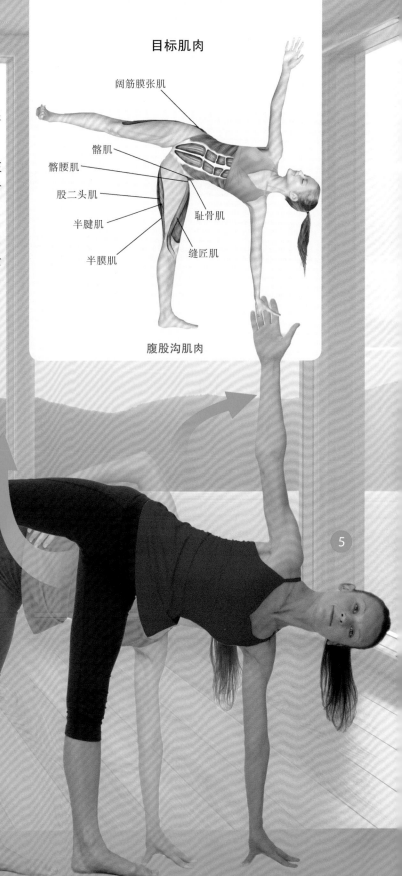

目标肌肉

阔筋膜张肌

髂肌

髂腰肌

股二头肌

半腱肌

半膜肌

耻骨肌

缝匠肌

腹股沟肌肉

5

勇士三式
Virabhadrasana III

练习平衡体式可能是令人不屑一顾的，但相同的体式随着每天的练习会产生戏剧化的改变。当完全地展现出这个体式的时候，勇士三式将会给你带来更大的挑战。记住无论何时你都可以从简单的做起。双手叉腰然后在最初只需把腿抬起十几厘米，不过你仍然处在这个体式中。

提示

- 凭借屈曲后脚从后面拉伸，凭借头顶拉伸前面。
- 想象"伸展"来代替"折向前方"。

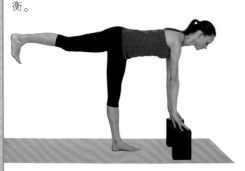

变式

将手放在瑜伽砖上或者扶着墙壁来保持平衡。

第一步：山式站立。选择一个手臂的摆放姿势：双手叉腰、双手合十、或者双手举过头顶都可以。把腿伸直，重心转移到左脚和左腿上。

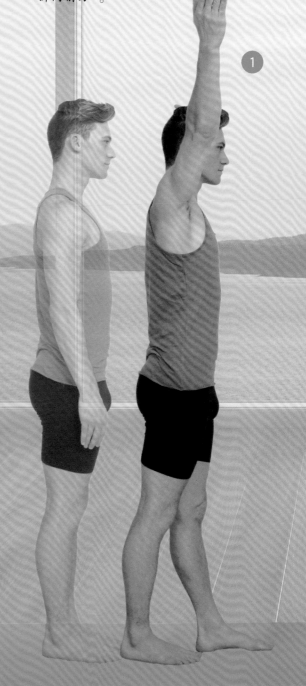

1

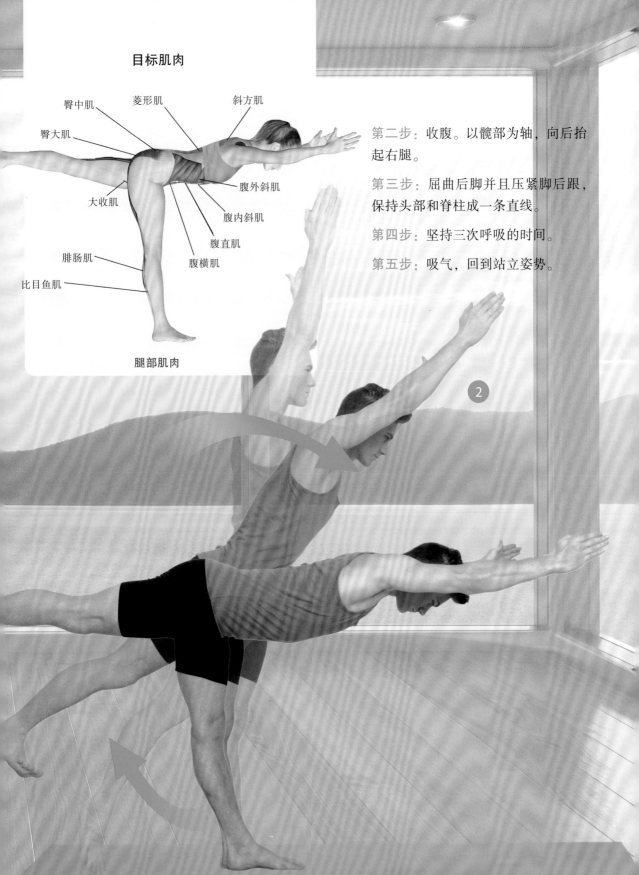

目标肌肉

臀中肌
菱形肌
斜方肌
臀大肌
大收肌
腹外斜肌
腹内斜肌
腹直肌
腹横肌
腓肠肌
比目鱼肌

腿部肌肉

第二步：收腹。以髋部为轴，向后抬起右腿。

第三步：屈曲后脚并且压紧脚后跟，保持头部和脊柱成一条直线。

第四步：坚持三次呼吸的时间。

第五步：吸气，回到站立姿势。

2

手抓脚单腿站立伸展式

Utthita Hasta Padangusthasana

所有平衡体式都需要高度的专注与集中，但这个体式是一个更大的挑战。这个体式中的平衡不是静态的：集中注意力进入这个体式，完成它，然后回到你开始集中注意力的地方。全身心的投入是达到这个体式中的精力、力量、灵活性和平衡感所必须的——否则你会跌倒。

第一步： 山式站立。找到一个让你专注的点。将重心转移到右脚上，均匀分布在足下的四角。右手叉腰。

第二步： 屈左腿，向胸前抬膝，保持髋部成直角，右腿站直，然后开始伸直你前面的左腿。

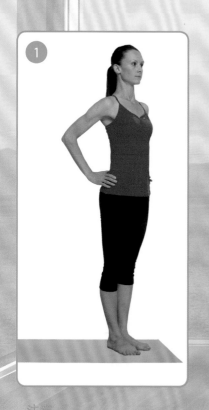

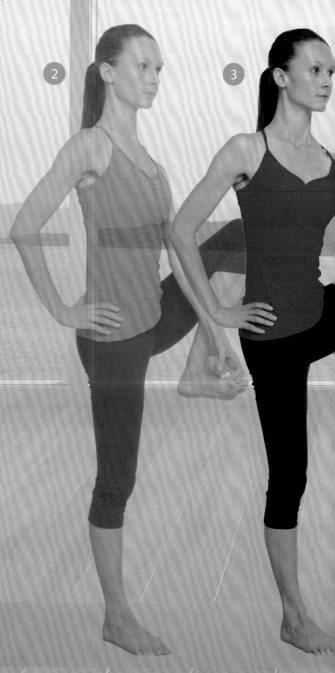

注意

- 如果你的腿筋十分紧张，可以使用弹力带来拽住脚并且屈膝来缓解。

提示

- 站立的腿比伸展的腿更重要。伸直腿的同时要保持你的脚指向前方，另一条腿的位置将通过练习来找到。

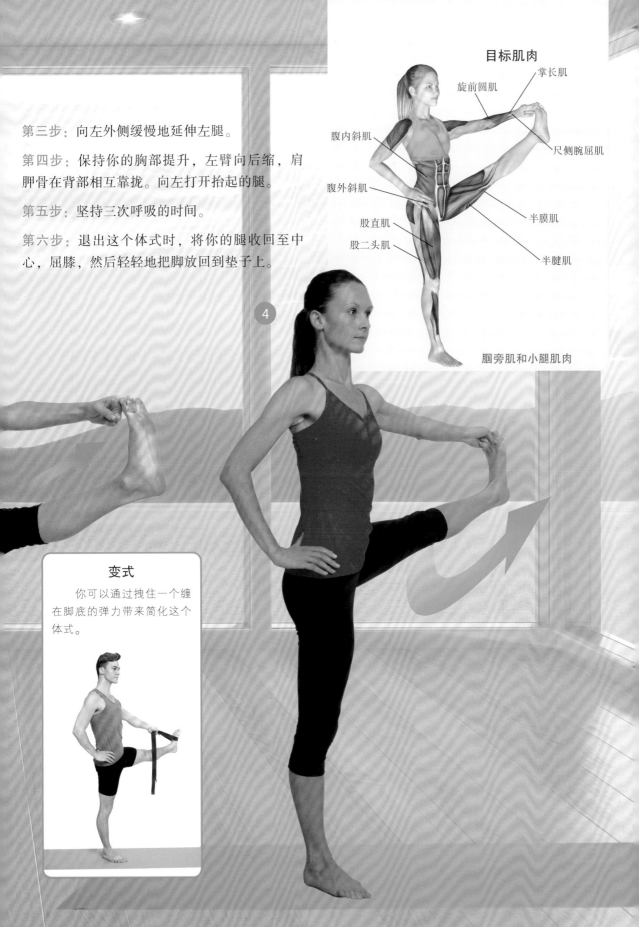

第三步：向左外侧缓慢地延伸左腿。

第四步：保持你的胸部提升，左臂向后缩，肩胛骨在背部相互靠拢。向左打开抬起的腿。

第五步：坚持三次呼吸的时间。

第六步：退出这个体式时，将你的腿收回至中心，屈膝，然后轻轻地把脚放回到垫子上。

目标肌肉

掌长肌
旋前圆肌
腹内斜肌
尺侧腕屈肌
腹外斜肌
半膜肌
股直肌
股二头肌
半腱肌

腘旁肌和小腿肌肉

变式

你可以通过拽住一个缠在脚底的弹力带来简化这个体式。

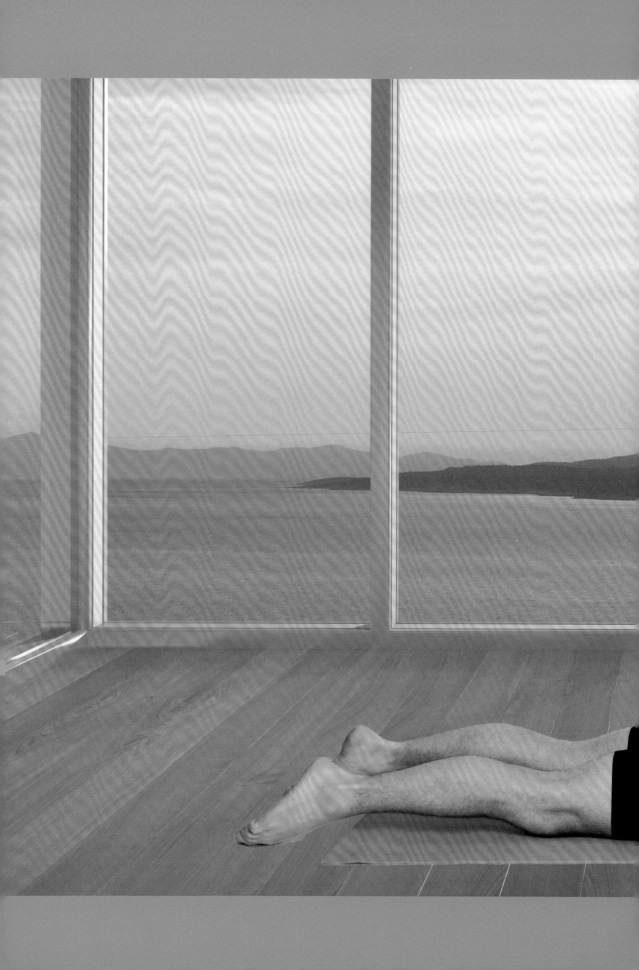

后弯体式

　　我们许多日常活动都是以坐姿为中心。我们日常坐在椅子上或车上时脊柱前屈、背部前弓，后弯体式是相反方向的非常重要的体式。它是加强手臂、肩膀和背部肌肉的关键。背部肌肉收紧时，胸腔打开，促进深度呼吸，加快血液循环，提高身体温度。后弯体式可以缓解神经系统的充血并使之更为活跃。

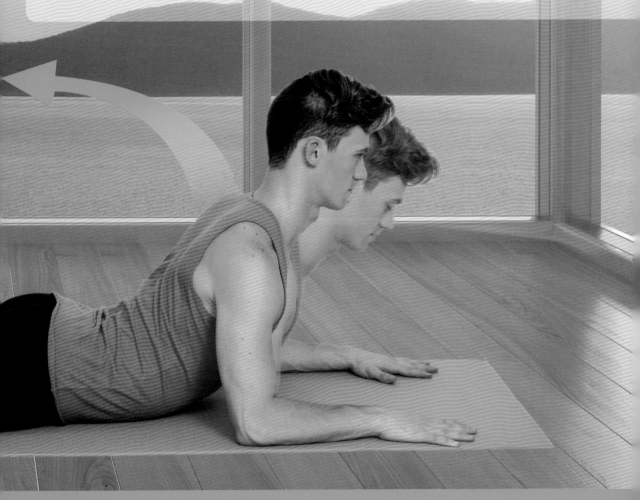

狮身人面式

还记得你青少年时期趴在地上，用胳膊肘撑在地上看电视吗？即便你当时没有意识到，这个动作也远比懒散地窝在沙发上要健康得多。与开车或持续地坐在电脑前几个小时的动作相反，狮身人面式能够收缩上背部的肌肉并且打开胸部。

第一步：俯卧位，腹部着地。

第二步：用肘关节支撑自己，将肘关节置于肩膀下方，双前臂互相平行，腕、肘、肩同宽，手指伸开。

第三步：双脚分开大致与髋同宽，伸展背部直至脚趾。

第四步：收腹，耻骨压向地板，拉长尾骨。

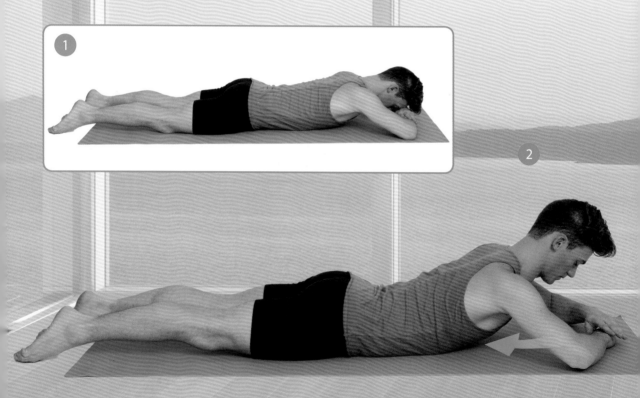

注意

● 如果你的腰部疼痛，请不要练习这个动作或作适当调整改变。

提示

● 这是一个简单的后弯体式，但是相当有益！

第五步：肩胛骨缩拢，胸骨向前上方提起。

第六步：双手向胸部等距移位以将胸部进一步打开。

第七步：三次完整的呼吸后，有意识地回到地面上，双臂形成枕头状，脸转向一侧，休息。

变式

如果做这个动作时感到腰部不适，就把肘关节分开一点以降低胸部。

目标肌肉

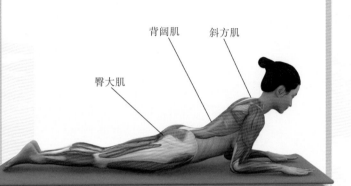

背阔肌　斜方肌

臀大肌

上背部肌肉

5

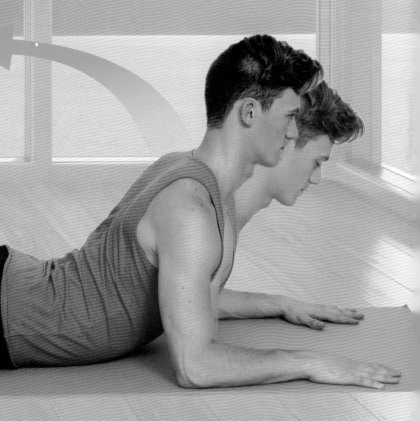

眼镜蛇式

Bhujangasana

即便你的计划包含上犬式（第66页）以及其他更高层次的后弯体式，也请不要跳过这个动作。眼镜蛇式对于发展你的灵活性至关重要。坚持从最简单的后弯体式开始，再逐步进入更高层次的体式。进行眼镜蛇式练习有助于练习上背部肌肉，将胸部打开。要检查你是否在使用这些肌肉，试着将手上的力量分出去一些，看自己是否还能完成这个动作。

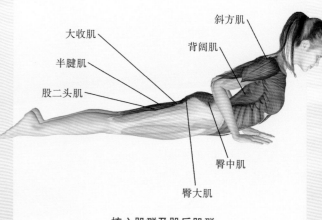

目标肌肉

斜方肌
背阔肌
大收肌
半腱肌
股二头肌
臀中肌
臀大肌

核心肌群及股后肌群

第一步：俯卧位，腹部着地，前额贴地。

第二步：双手放于胸两侧，指尖向前，肘关节指向天花板。

第三步：两腿分开约一足宽，大腿内旋，伸展背部直至脚趾。

第四步：双手向后拉，掌根紧贴肋骨下缘。

第五步：肘关节移至中线，肩膀上提远离地面。

第六步：收腹，耻骨压向地面，拉长尾骨。

第七步：抬头和脊柱连成一线，头、颈、胸部弯曲，抬离地面。

第八步：从头顶到脚趾拉长身体。

第九步：三次完整的呼吸后，有意识地回到地面上，胳膊置于身旁，掌心向上，脸转向一侧，休息。

注意

● 如果你的腰部疼痛，请不要练习这个动作或作适当调整。

提示

● 只弯曲上背部。

变式

如果你有背部疾病，请小幅度、缓慢地进行后弯体式练习。

蝗虫式

Salabasana

第一次练习这个体式时，你可能觉得自己离地面并没有多远。如果你试着向上抬可能会感到腰部有紧张感，那就意味着你抬得太高了。练习这个动作时试着在脑海中想象你的背部。在身体上抬和从头到脚的拉伸之间保持平衡。试着闭上眼，不要总想着离地面多远了，要和身体的感觉保持一致。

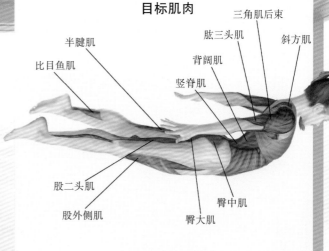

目标肌肉

半腱肌　比目鱼肌　肱三头肌　三角肌后束　斜方肌　背阔肌　竖脊肌　股二头肌　臀中肌　股外侧肌　臀大肌

背部和腿部肌肉

第一步：俯卧位，腹部着地，前额贴地，胳膊置于身体两侧，手心向上。

第二步：两腿分开，与髋同宽，大腿内旋，伸展背部直至脚趾。

第三步：收腹，耻骨压向地面，拉长尾骨。

第四步：手臂移至中线，肩膀上提，手臂抬离地面。

第五步：颈部和脊柱连成一条线，脚趾向头顶的反方向伸展。下一次吸气时，头、颈、胸、腿同时向上抬起。

第六步：三次完整的呼吸后，有意识地回到地面上，胳膊置于身体两侧，掌心向上，脸转向一侧，休息。

注意

● 如果你的腰部疼痛，请不要练习这个动作或适当调整改变。

提示

● 如果感觉这个体式很难完成，仅抬起相对的一条胳膊和一条腿，在换侧时休息一会儿。

1

变式
只举胳膊或腿，不要同时进行。

5

半蛙式

Ardha Bhekasana

半蛙式可以提高股四头肌、大腿前侧、背部、肩膀和胸部的灵活性。半蛙式被认为是弓式、轮式等高级体式的基础。但是这个动作也需要相当强的灵活性。练习开始前你可能需要用别的方法来拉伸你的股四头肌。熟练地掌握这个动作可能需要相当长的时间，因此一些改良是完全可以接受的。

第一步： 俯卧，腹部着地，形成狮身人面式。

第二步： 转动左前臂，使其与垫子前缘平行。

第三步： 收腹，耻骨压向地面，拉长尾骨。

第四步： 右膝弯曲，右手抓住右脚内侧，把右脚向前拉向臀部。

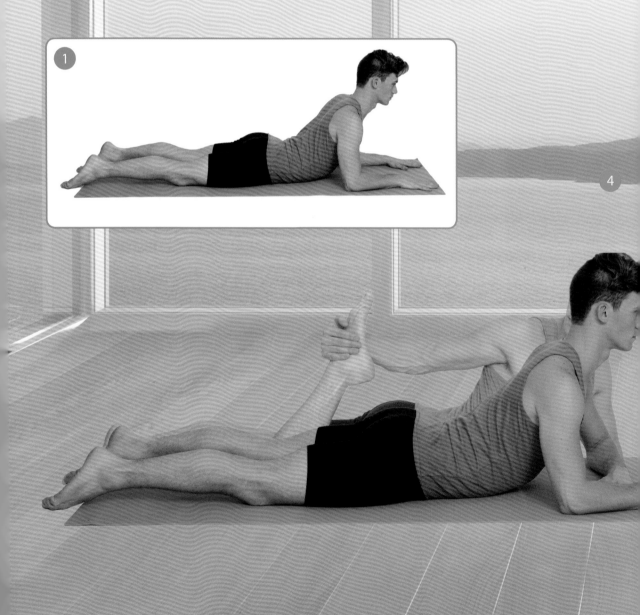

1

4

第五步：两膝平行，双侧髋关节置于地面，肘关节上抬，向前方。

第六步：三次完整的呼吸后，放开脚，休息。

注意

● 如果你有膝关节疼痛，请不要练习这个动作。如果你有腰部疼痛，请保持前额贴地或者不要做这个动作。

提示

● 膝盖打开偏向一侧时，请以舒适为前提，但是当你的腿开始拉伸时，应开始将膝盖移向身体中线。

目标肌肉

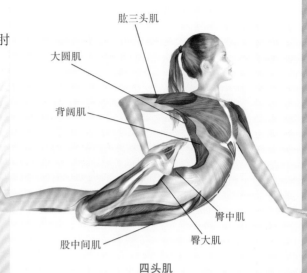

肱三头肌

大圆肌

背阔肌

臀中肌

臀大肌

股中间肌

四头肌

变式

如果你有腰部疼痛或背部肌肉紧张，请把前额贴在前臂上休息。

5

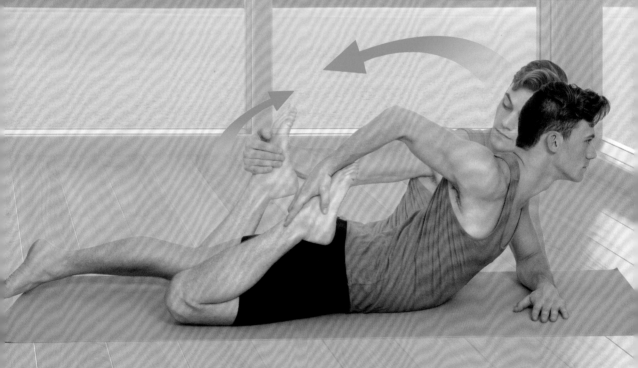

弓式

Dhanurasana

弓式是一种深度后弯体式，你的身体形成弓的样式，手臂是弦。手脚相连，将肩膀向上拉，胸部打开。如果你不能同时触到双侧脚踝，就从每次一条腿开始练习，逐渐提高灵活性，最终达到双侧同时完成。

第一步：俯卧位，腹部着地，胳膊置于身体两侧，掌心向上，前额贴地，双膝弯曲。

第二步：向后伸手够到踝关节外侧，试着同时抓住双侧踝关节，肩胛骨向背后伸展。

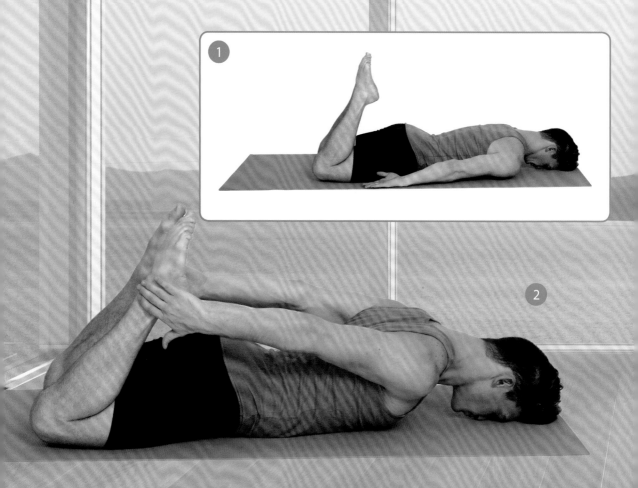

变式

如果你感到任何的不适，请将上抬的幅度减小一些。

第三步：收腹，耻骨下压向地面，拉长尾骨。手脚相连上举，头和脊柱成一条直线，胸部打开。

第四步：三次完整的呼吸后，有意识地回到地面上，双腿放松，掌心向上，脸转向一侧，休息。

注意
- 如果膝关节有不适感，请加大两膝之间的距离或不要练习这个动作。

提示
- 尾骨下压、肚脐延展，不要一味地追求高度。

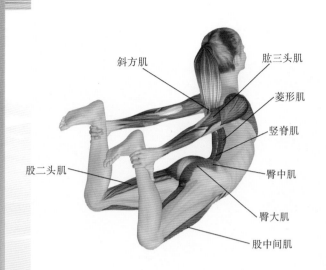

目标肌肉

斜方肌
肱三头肌
菱形肌
竖脊肌
股二头肌
臀中肌
臀大肌
股中间肌

胸部、大腿和手臂肌肉

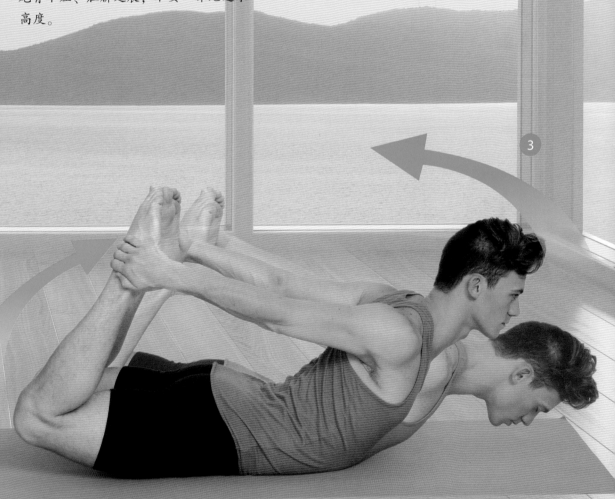

3

桥式

Setu Bandha Sarvangasana

桥式是一个很棒的入门级体式，绝大多数人都觉得很好练习。这个动作可以活跃肢体，也可以镇静思维。深呼吸，保持头颈部位于身体中线上，凝视上方，颈部放松。注意你臀部的上提是否依赖于收缩臀部。试着放松那些用不到的肌肉。

第一步：仰卧位，背部着地，膝盖弯曲，双脚平行分开与髋同宽，脚底着地贴近臀部。脚跟置于膝盖下方。胳膊位于身体两侧，掌心向下。

第二步：肘关节弯曲，指尖指向上方。上臂下压，肩胛骨后缩将胸部打开。

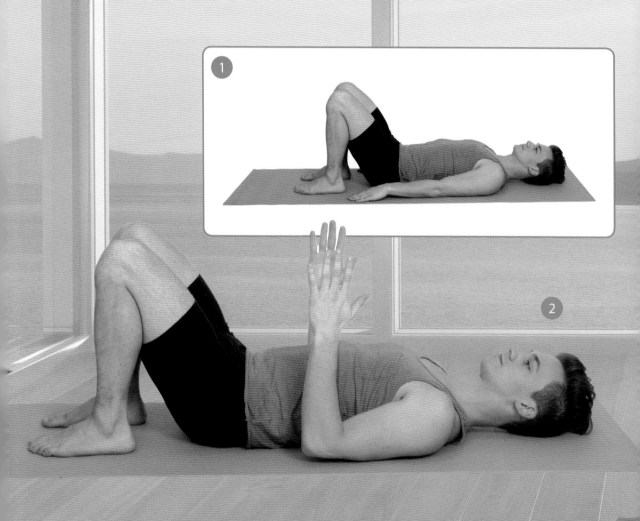

第三步：双脚内外侧缘均匀下压，向膝盖方向拉长尾骨，臀部向上抬离地面。

第四步：上臂继续下压，打开并伸展上胸部，大腿内旋，臀部放松。

第五步：三次完整的呼吸后，臀部下落至地面。

第六步：手臂放松，掌心向上。

注意

●如果你的腰部或颈部疼痛，请不要练习这个动作。

提示

●好好享受这个动作吧，这个动作中你深呼吸的能力将是令人惊讶的。

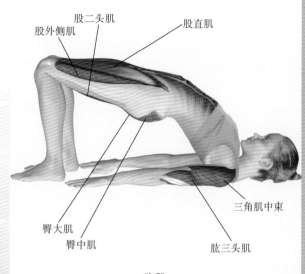

目标肌肉

股二头肌
股外侧肌
股直肌
三角肌中束
臀大肌
臀中肌
肱三头肌
胸肌

变式

小幅度地上抬，或将骨盆放在瑜伽砖上，以使身体姿态更接近恢复体式。

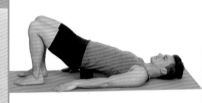

3

鱼式

Matsyasana

鱼式看起来有点怪，因为它的确是这样！我们的身体从来都不会自动地形成这个姿势。但是有一点，这个动作会使胸部得到很好的伸展，深呼吸的感觉棒极了。请持续自觉地注意你的颈部处于或不处于这个动作时的状态。完成这个动作后你将获得高质量的放松。

第一步：仰卧位，背部着地，从头到脚拉伸，伸展你的脊柱。

第二步：伸直手臂，滑动一侧手臂，另一侧手臂置于身体下方，掌心向下。

第三步：活动腿部肌肉同时双脚弯曲。吸气，前臂着地支撑身体向上，看向足部。倾斜你的骨盆，挺胸，胸骨上提。

注意

- 如果你有颈部疾病或眩晕，请不要练习这个动作。

提示

- 我们并不是经常有机会拉伸喉部，享受这种拉伸，但也要注意颈部的感受。

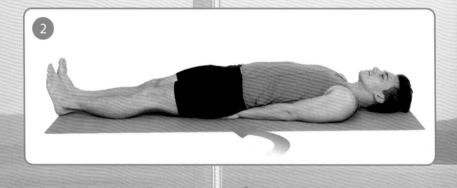

第四步：拉长后颈部。呼气，拉伸喉部，将头顶贴于地面。

第五步：三次完整的呼吸后，打开胸部和喉部。

第六步：动作结束时，保持腹部和腿部的动作，吸气，胳膊和手下压。下巴伸向胸部，呼气。在地面上放松休息。

第七步：或者，后脑勺滑向地面，休息。（注：第六步与第七步二者择一）

目标肌肉

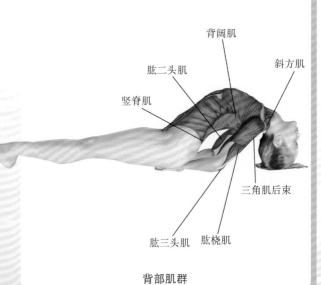

背阔肌
肱二头肌
斜方肌
竖脊肌
三角肌后束
肱三头肌   肱桡肌

背部肌群

变式

在肩胛骨下垫一块瑜伽砖，并将头顶部倚靠在垫子上。

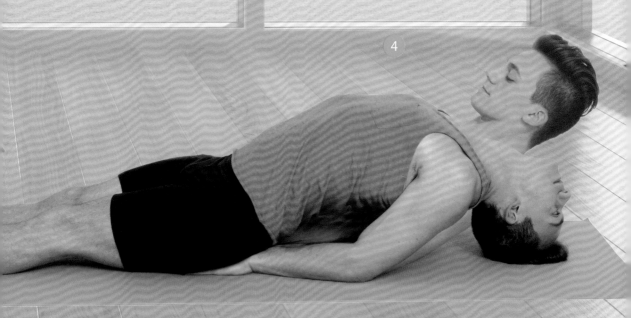

4

上犬式

Urdhva Mukha Svanasana

这个后弯体式动作需要灵活性与力量的结合。你必须保证自己的腿部及核心肌群在安全的前提下练习这个体式。如果你只能在腰部感受到这个动作，可能是由于上背部僵硬。在再次练习这个动作之前，努力练习上背部的灵活性和手臂的力量。

第一步：俯卧位，腹部着地，两腿向后方伸展，脚尖着地。肘关节弯曲，手指分开向前，紧贴肋骨下缘，手臂紧贴身体中线。

第二步：手掌下压向地面，双手同时向后拉，胸部打开，后背肩胛骨相互靠拢。

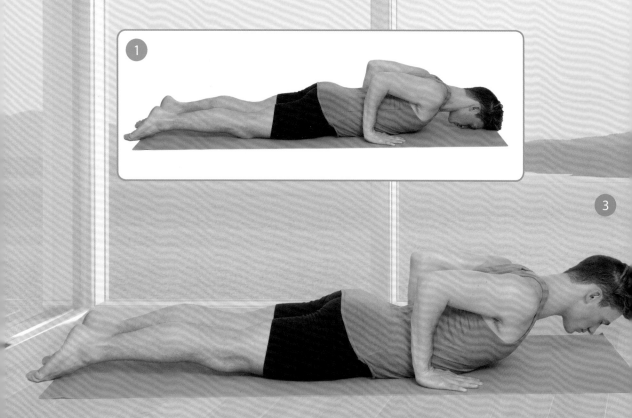

注意
- 如果你的腰部有任何的不适，请向地面放低身体，或不要练习这个动作。

提示
- 这是一个强度很大的动作，需要整个肢体的配合。

第三步：向下拉长尾骨，双脚下压，手臂伸直，使躯干和膝盖离开地面。

第四步：双腿保持原位不动，收腹，保证腰部不会降低。

第五步：大腿内旋，上臂外旋，肘关节外缘向前。

第六步：凝视前方或微微抬头。

第七步：缓慢弯曲你的手臂，背部放松，回复俯卧位。

第八步：双臂交叉，脸转向一侧，休息。

变式

保持膝盖着地。

目标肌肉

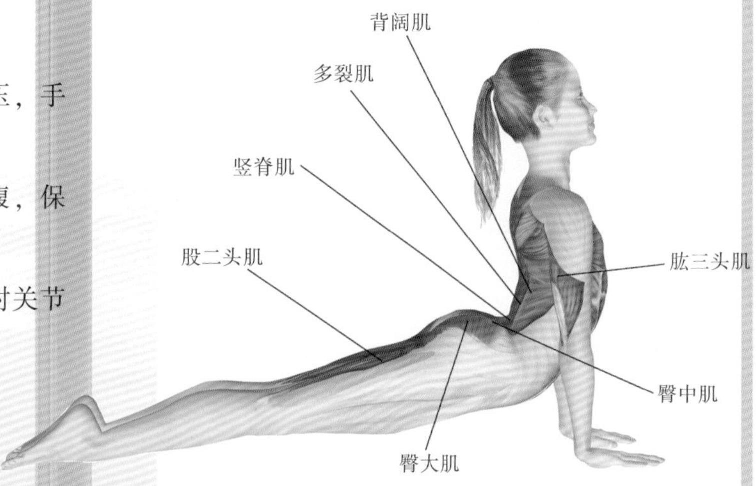

背阔肌
多裂肌
竖脊肌
股二头肌
肱三头肌
臀中肌
臀大肌

上半身肌肉

4

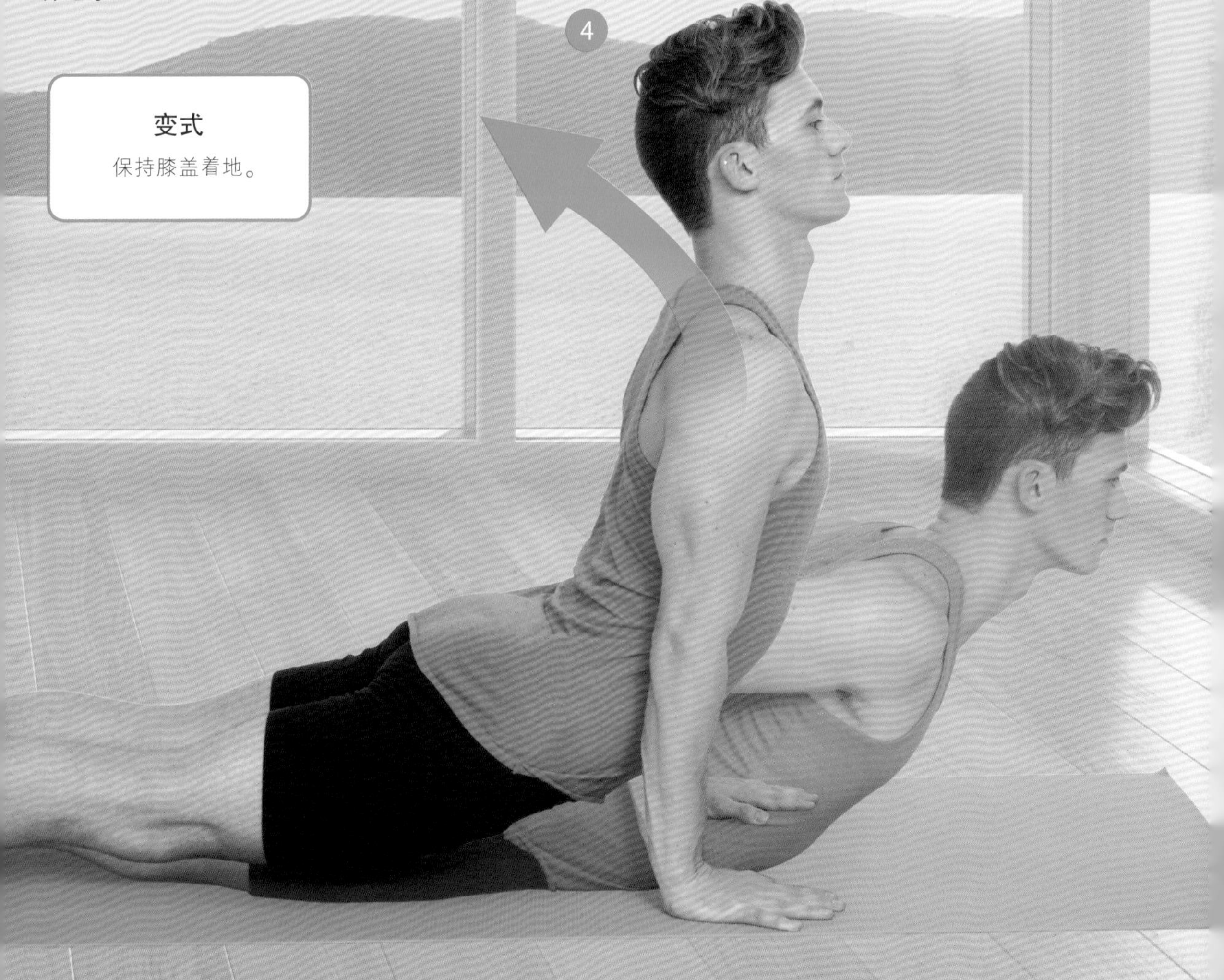

头体投地式
Ashtangpranama

这是一个传统的过渡性体式，用于拜日式中，从下犬式到眼镜蛇式或上犬式的过渡。舒适并优美地完成这个动作需要极强的协调性。如果觉得很难也不要气馁，要继续练习。这个体式能够锻炼手臂力量和背部的灵活性，这对完成更高水平体式如上犬式和俯卧撑式（第120页）都很有必要。

第一步：脚趾收拢，以桌子式开始。双手向前移动一掌的距离，然后挺胸。

第二步：肘关节弯曲并靠近胸腔，胸部和下巴下移至双手前方，略微贴近地面。

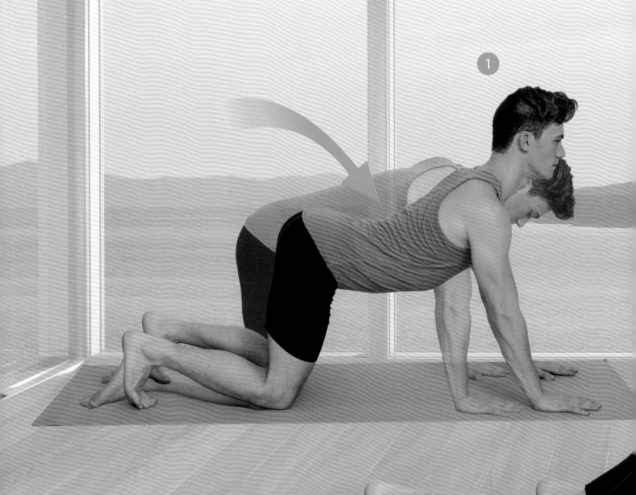

第三步：臀部悬空，肘关节贴近肋骨，指向上方。

第四步：脚趾后蹬，身体向前滑行，腹部贴地。

第五步：绷紧脚趾，肘关节收拢至中线，背部上弓成低位眼镜蛇式。

注意

- 如果你肩部有损伤，请不要练习这个动作。

提示

- 这个体式用于过渡阶段。
- 记得将脚趾向后蹬，身体沿着腹部向前推。

目标肌肉

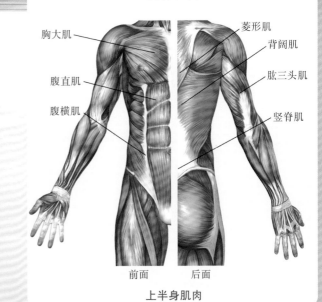

胸大肌

菱形肌

背阔肌

腹直肌

肱三头肌

腹横肌

竖脊肌

前面　　　后面

上半身肌肉

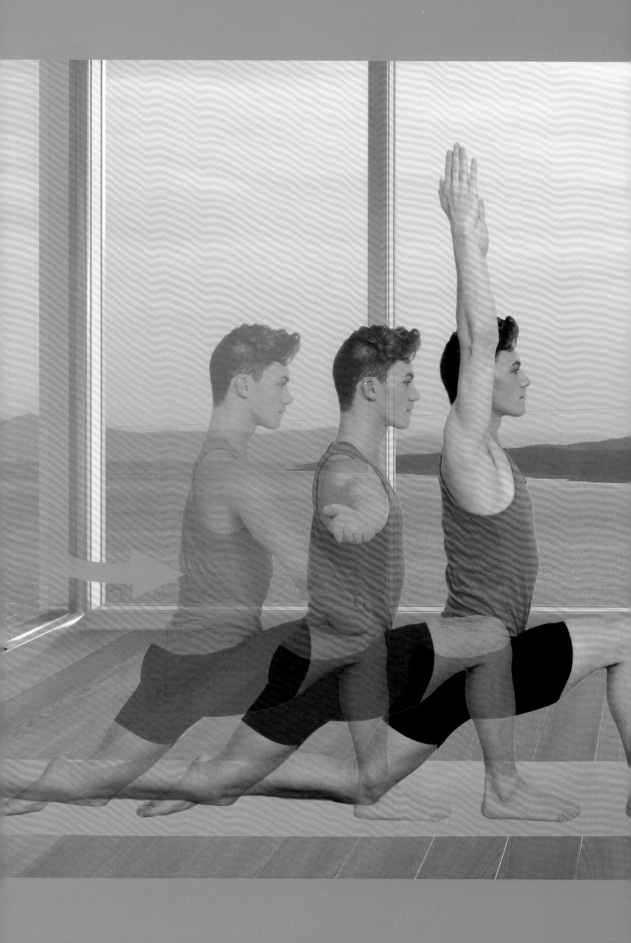

开髋式

　　当我们髋部的灵活性、力量和平衡性更强时，身体的其他部位就会更为舒适。开髋式会牵拉腹股沟处的肌肉、韧带、神经，对腹部脏器起到按摩和缓解充血的作用。这有助于加快腿部和躯干的体液循环。

蹲式

Malasana

世界上很多人经常维持这种姿势。例如家里吃饭、孩子玩耍、婴儿出生等很多事情都是用这种姿势来完成的。回归这个动作很重要，而且几乎在哪里都可以做。

第一步：站姿，双脚分开与髋同宽（如果你比较僵硬就再宽一点儿），趾尖向外。

第二步：屈膝屈髋，下蹲。

第三步：肘关节置于膝内侧，双手合十，继续下蹲，胸部打开，向上伸展脊柱。

第四步：要退出体式时，双手放在地面上，臀部上提，双脚平行，起立。

目标肌肉

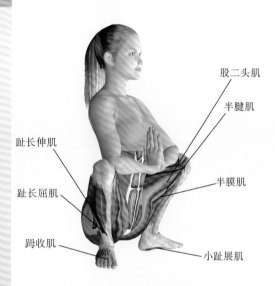

股二头肌
半腱肌
趾长伸肌
半膜肌
趾长屈肌
蹈收肌
小趾展肌

腹股沟和腰部肌肉

变式

如果你的脚后跟抬离了地面，就把一个卷起的垫子放在下面，在骨盆下垫一个垫子，以起到支撑的作用。

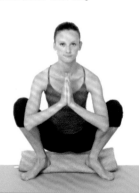

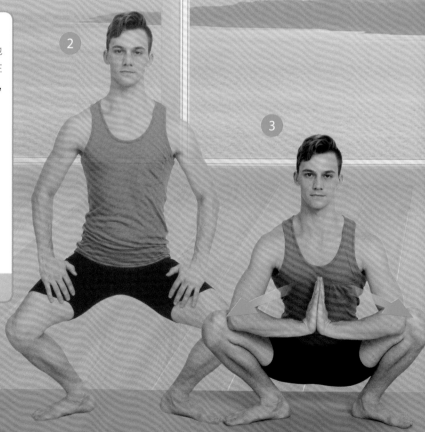

门闩式

Parigasana

门闩式和三角式类似，但是它和腿部无关。你可以集中精力从髋部到手臂对体侧进行伸展，这是真正要伸展到的地方。当我们最后用这种方式做伸展时，深呼吸等方面的能力也会增强。

第一步：单膝跪在垫子上，左腿向一旁伸出，膝盖与脚趾向上。

第二步：双手放在髋部，并向左摆胯，左手放在小腿上做支撑。

第三步：右手掌心向上，手臂经过头顶向左脚处伸展。

第四步：三次完整的呼吸后，双腿下压，吸气时背部直立，回复到跪姿。

目标肌肉

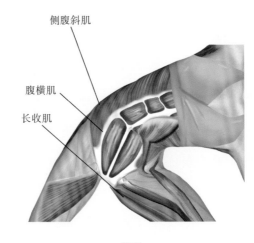

侧腹斜肌

腹横肌

长收肌

斜肌

注意
● 下方的膝盖下加衬垫。

提示
● 这个动作感觉真的很棒，它可以打开一侧的身体，我们在生活中和瑜伽动作中可不是总有机会这样做的！

变式

上方的手叉腰。

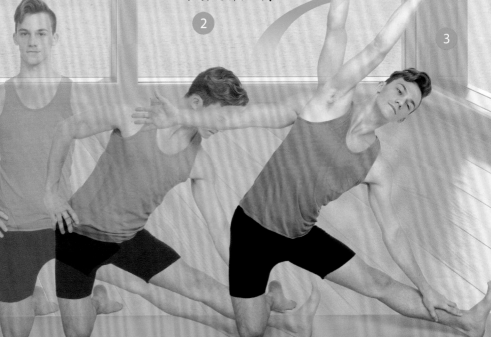

低位起跑式

Anjaneyasana

　　低位起跑式拉伸前侧、背侧、臀部及腹股沟内侧，保持髋部及腹股沟的灵活性，对缓解腰部紧张有一定作用。特别注意在这个动作中不要蹲得太靠下，要使骨盆保持在中间，同时让腿部加入进来。

第一步：从下犬式开始，右脚置于双手之间，使脚踝和指尖连成一条线，脚和臀部外侧成一条线。

第二步：左膝放松地放在垫子上，脚趾分开。臀部向前压，保持右脚跟位于右膝下。如果必要的话在这个起始姿势上进行拉伸。

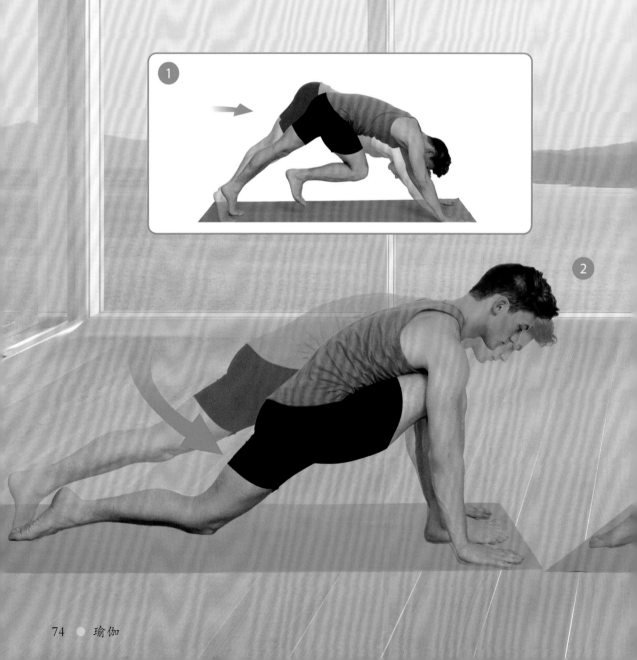

第三步：尾骨向下拉长，耻骨上提，手臂平行上举过头顶，掌心相对。目视前方或上方，保持三次完整的呼吸。

第四步：双手放松置于垫子上，回到下犬式动作。

提示

● 腹股沟应持续地伸展，这样可以减少腰部的拉伤。

目标肌肉

腹外斜肌

缝匠肌

腹内斜肌

股中间肌

股二头肌

大收肌

腹股沟肌肉

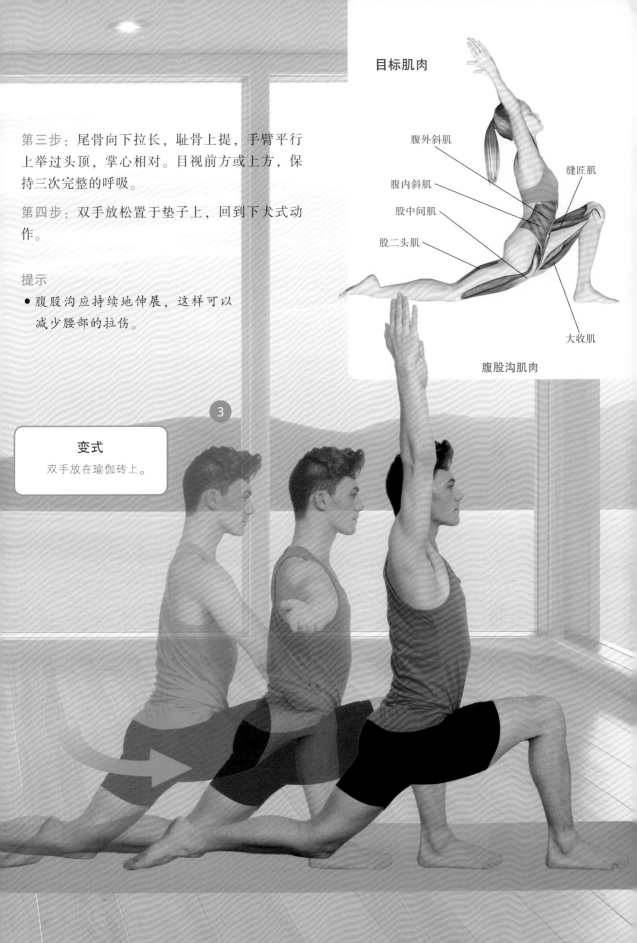

变式

双手放在瑜伽砖上。

束角式

Baddha Konasana

大多数瑜伽课上都会看到这个动作，初学者和资深者都会做。这个动作的益处尤其重要，因为只有髋部和腹股沟打开并且核心肌群和背侧肌肉足够强壮，才有可能舒适地坐在地面上。不论你练瑜伽多久，都要持续练习这个动作。

第一步：坐在垫子上，膝盖弯曲，脚底相对。

第二步：调整你的姿势直到感觉到坐骨着地。

第三步：抓住脚踝或双脚，吸气，通过头顶向上拉伸你的脊柱。

第四步：呼气时，从臀部开始弯折身体，耻骨向地面移动。

目标肌肉

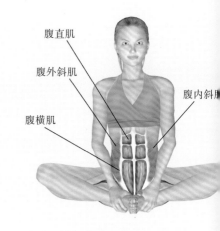

腹直肌
腹外斜肌
腹内斜肌
腹横肌

腹部肌群

第五步：肘关节置于膝盖上或小腿前，使头和脊柱连成一条直线，继续从尾骨到头顶进行拉伸。

第六步：三次完整的呼吸后，屈髋，躯干背侧上抬，双腿放松。

提示

● 做这个动作时，分别使背部弯曲和展平，感受其中的差别。

● 做这个动作时，分别放松和保持你双脚的姿势，感受其中的差别。

① ④

变式

如果你的膝盖太高了，可以坐在垫子上。

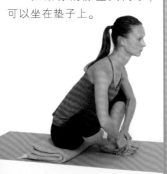

仰卧手抓脚踝伸展式

Supta Padagustasana

这个体式是牵拉腿后侧、腹股沟、臀部和背部的极好方式。这个体式中的仰卧位加拉伸是一个使肌肉紧张同时不损伤背部的有效方法。

第一步：仰卧位，膝盖弯曲，双脚着地。右腿上举并在右脚上戴弹力带。两手平衡地拉住弹力带，手臂充分伸展。

第二步：左腿充分向外拉伸并用力，大腿内旋，保持三次呼吸的时间，然后右手抓住弹力带。

第三步：左臀部和左手着地，右腿向右打开，抬离地面，保持两腿充分活动。

第四步：将右腿套入弹力带，并且自然地抬起，双手抓住弹力带，右臂向外伸展以保持稳定。

第五步：右腿通过中线向左移动。

第六步：腿放低稍稍抬离地面，脚底向外，两腿活动，右肩着地。

第七步：三次完整的呼吸后，右臂和肩膀着地，收腹，腿恢复自然上举。

第八步：双手抓弹力带，继续拉伸腿后侧。

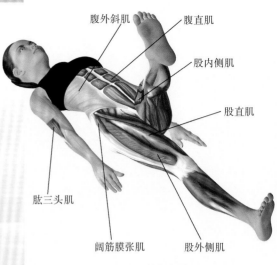

目标肌肉

腹外斜肌
腹直肌
股内侧肌
股直肌
肱三头肌
阔筋膜张肌
股外侧肌

髋部肌肉

注意

● 如果你的腰部有任何的不适，请不要练习这个动作。有必要的话就将膝盖弯曲。

提示

● 这个动作是不牵拉背部，只拉伸腿部和臀部的很好的方式，如果你有背部疾病，这个动作是进行拉伸的安全方式，请借助弹力带并小幅度移动。

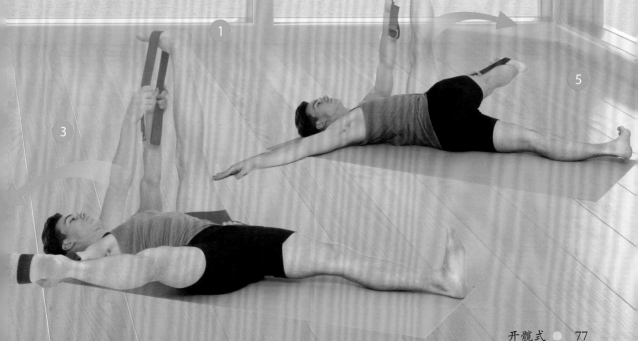

牛面式
Gomukhasana

　　练习牛面式，你很快会发现人类的身体并不是完美对称的。练习左侧时你可能能够做到最好，但是练习对侧时就会发现两膝间有很大的差距。同样的，在一侧你的手指可能能够很轻松地握紧，但是对侧就需要借助弹力带。不要气馁，借助一些你需要的支撑物，你就可以慢慢地打开比较紧的地方。

第一步：坐在垫子上，右脚经过左膝下置于左臀部外侧，脚外缘在垫子上。

第二步：左下肢绕过右膝于右臀外。双脚弯曲，双膝交叠。

第三步：指尖置于臀后侧，伸展脊柱和胸部。

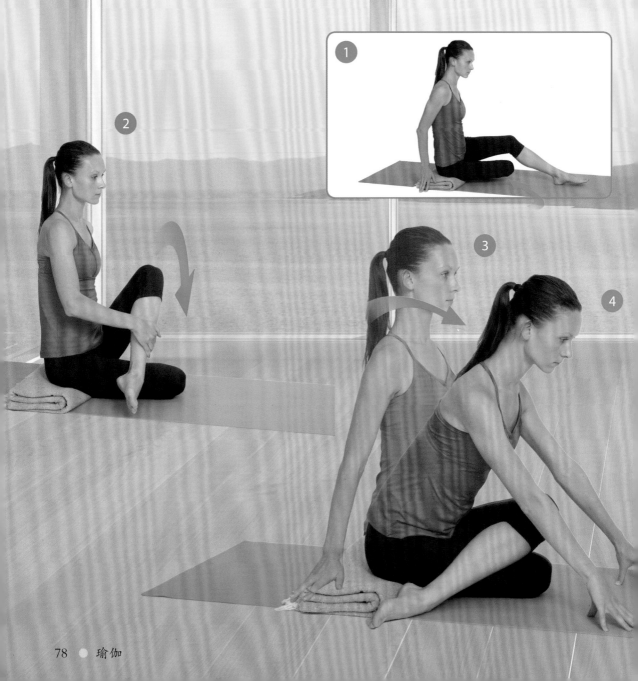

第四步：为了使髋关节进一步打开，身体折向膝盖前屈。

第五步：左臂向侧面拉伸并内旋。肘关节弯曲使手臂位于背后，背侧的手可以停在背侧休息，手指向上伸展。

第六步：右臂向侧面伸展，掌心向上。手臂上举至耳朵，肘关节弯曲，指尖向下。

第七步：试着将双手手指相扣。

第八步：左手位于身后时右肘上举。

第九步：如果你觉得舒服，可以试着将身体折向膝盖。

第十步：三次完整的呼吸后，坐直，手臂和腿放松。换对侧做之前先做好拉伸。

目标肌肉

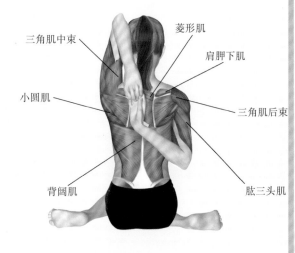

三角肌中束　　菱形肌

肩胛下肌

小圆肌

三角肌后束

背阔肌

肱三头肌

背部和肩部肌肉

注意

● 如果你膝关节疼痛，请不要练习这个动作。

● 如果你有任何肩部疾病，在摆放手臂位置时应格外注意。

变式

如果你的臀部过紧或不适就坐在垫子上。只做腿部和胳膊的练习。胳膊借助弹力带。

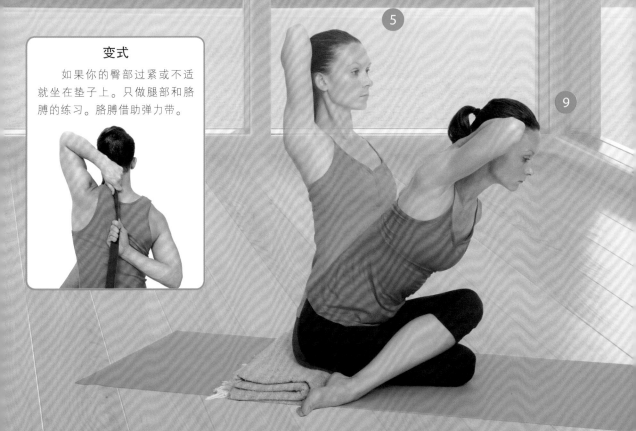

鸽式

Eka Pada Rajakapotasana

这个开髋式动作有两个阶段。第一个阶段不仅仅是被动拉伸，当你的身体前屈折叠时，精力主要集中在拉伸髋部外旋肌、臀大肌、梨状肌。第二个阶段需要背部肌肉的强力参与。当你的手向回"走"时，开始舒缓地弯曲背部。记得持续地拉长你的尾骨，并且收腹。

注意

● 如果你的膝关节有任何的问题，请不要练习这个动作。

第一步：从伸展的桌子式开始，右膝向前移动至右手腕后方，稍稍偏离右臀部的那条线，小腿和躯干成一个角度。如果你的髋关节是打开并可以自由活动的，把小腿平行放在垫子的前方。

第二步：将你的身体重心放于手掌和小臂内侧，慢慢地伸展你的左腿，让你的身体放松，脚趾也放松。向后看，检查左腿向后伸直并内旋。

第三步：右臀放到垫子上休息，保证你的前膝是舒适的，并且两侧臀尖是平衡的。尾骨向下放松，拉伸腰部。

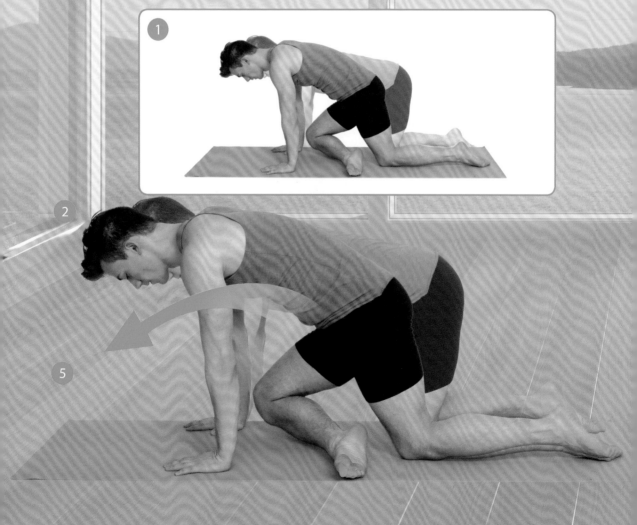

第四步：向上拉伸脊柱，双上臂向后，向上前方拉伸胸骨。

第五步：从胸部开始，躯干向下压。将前额放在垫子上休息，双臂伸展。

第六步：三次完整的呼吸后，躯干向上恢复原来位置，双手向后伸得更远一些，收腹，拉长尾骨，胸骨上提，双上臂收回。

第七步：三次完整的呼吸后，回到桌子式，右腿归位，脚趾并拢，脚跟下压。

目标肌肉

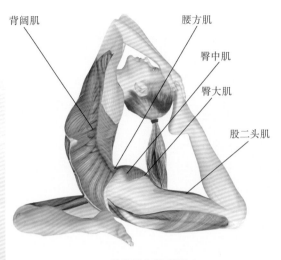

背阔肌　腰方肌　臀中肌　臀大肌　股二头肌

梨状肌和臀部肌肉

变式

保持你的前膝弯曲，髋下垫一个垫子，起到支撑的作用。

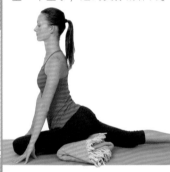

半莲花坐式

Ardha Padmasana

莲花坐式是标志性的冥想姿势。全莲花坐姿对于很多人而言太具有挑战性并且对膝关节不利。而膝关节疼痛通常与髋关节的灵活性有关，所以可以只进行半莲花坐式的练习。记得双侧都要练习。

注意

- 如果你有任何膝关节疾病，请不要练习这个动作。

提示

- 足部僵硬做这个动作也会引起不适。

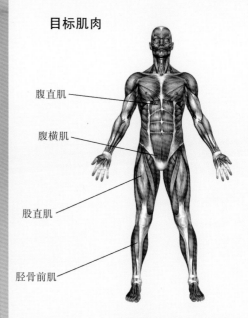

目标肌肉

腹直肌
腹横肌
股直肌
胫骨前肌

腿部和腹部肌肉

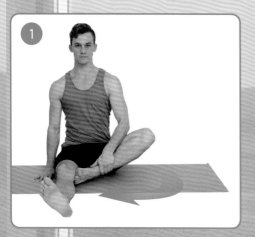

第一步：坐在垫子上，左膝弯曲。左髋打开，大腿外侧向地面放低。

第二步：将左脚置于右侧大腿根部，脚底斜向上。

第三步：右膝弯曲，并将右脚移动到左侧大腿上方。

第四步：通过脊柱和头顶向上延展，同时均匀下压两侧坐骨。

第五步：两手放在膝盖上，后背放松。

第六步：小心地放松，换对侧做之前将腿伸直。

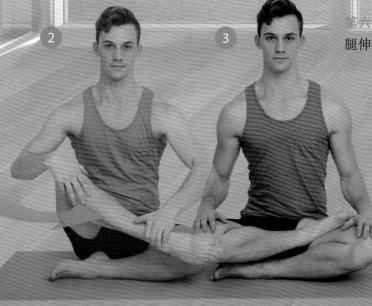

变式

如果你的髋关节太紧可以坐在垫子上。

英雄式

Virasana

起初这个动作看起来很简单——小孩子们一直用这种姿势坐着。当成年人开始练习这个动作时，我们主要感到不舒服的地方在我们的脚、小腿、膝盖和大腿。如果可以的话，使用一些支撑物可以减轻不适感。支撑物这时的作用就显得至关重要了，所以充分利用它们来恢复你腿部的灵活性吧！

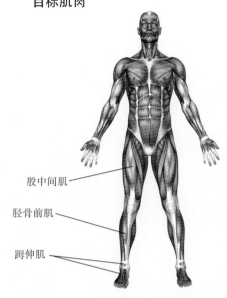

目标肌肉

股中间肌

胫骨前肌

蹬伸肌

腿部和足部肌肉

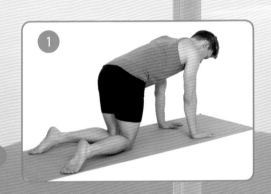

第一步：从桌子式开始，两膝并拢，双脚分开比髋略宽，脚尖向后。

第二步：用手将膝盖到脚踝处的小腿肌肉向外牵拉，臀部坐在两脚之间的地板上。

第三步：要让膝盖前方的大腿两侧的皮肤感受到拉伸。

第四步：脚底向上，旋转大腿内侧。

第五步：双手放在大腿上，伸展脊柱，坐直。

第六步：一小段时间后恢复到桌子式，伸出每一条腿时把脚趾蜷起，把腿伸直。

注意

● 如果你有任何膝关节疼痛，请不要练习这个动作。

提示

● 开始时只有一条腿向后折，然后换对侧。

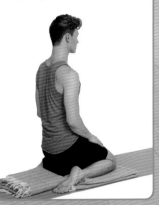

变式

如果脚部过于紧张，就坐在一块折叠的垫子上来支撑小腿。

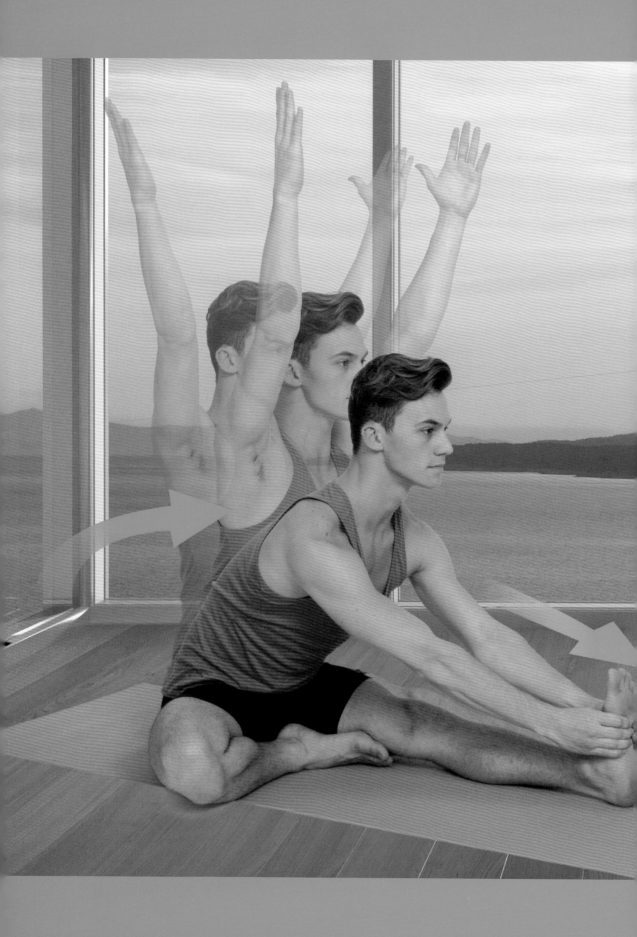

前屈式

　　前屈式能够对脚后跟到颈后部的所有背侧肌肉起到有力的拉伸作用。这个拉伸可以对整个脊柱起到拉长的作用，同时提高脊柱和髋关节的灵活性。对腿后侧肌肉、韧带、神经的牵拉有助于缓解坐骨神经痛的某些症状。这种体式对骨盆和腹部脏器有按摩和充氧的作用，缓解其充血。前屈式还可以缓解神经系统的压力，从而舒缓神经，平复情绪。

手杖式

Dandasana

手杖式可能看起来只是坐着而已，当你带有真正目的性地练习时，会发现这个动作真的非常有挑战性。它可能没有其他一些动作做起来那样令人兴奋，但是非常重要。请坚持练习。

第一步：两腿前伸坐在地板上，双脚略微分开。

第二步：双脚弯曲，脚踝内侧向外伸展，脚外侧向后拉向自己。

第三步：双腿肌肉用力，双手指尖位于臀后侧，肘关节处于松弛位。

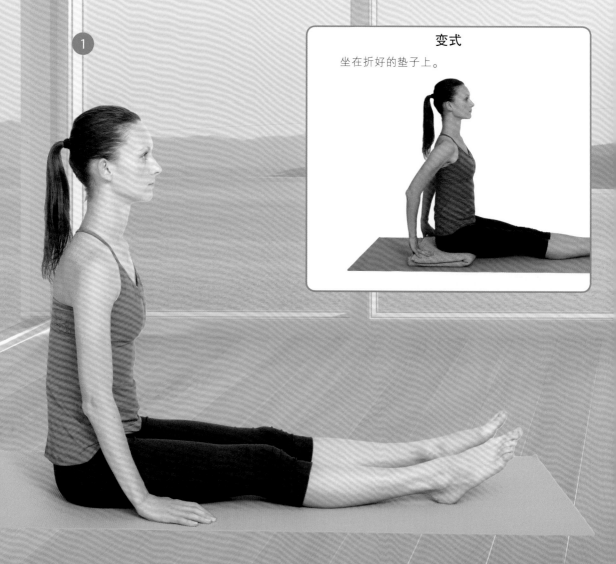

变式

坐在折好的垫子上。

第四步：舒展你的脊柱，一直延伸到指尖，把上臂向后移，肩胛骨收拢，胸骨上提，将胸部打开。

第五步：三次完整的呼吸后，放松。

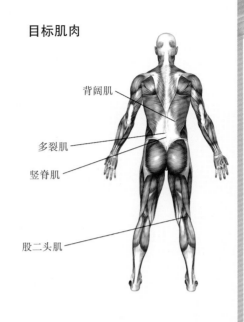

目标肌肉

背阔肌

多裂肌

竖脊肌

股二头肌

背部和腘旁肌肉

半站立前屈式/站立前屈式

Uttanasana / Ardha Uttanasana

在这个基础前屈体式中可以充分利用重力的作用。放松并伸展你的脊柱，一直延伸到颈部和头部周围的肌肉。半站立前屈式通过控制躯干抵抗重力，提高大腿后侧、背部及核心肌群的力量和灵活性。这种体式有时可以结合拜日式来练习。

第一步：站在垫子上，两脚平行，分开与髋同宽，双手叉腰。

第二步：吸气，胸骨上提。呼气，深屈髋，身体折向前方，脊柱保持伸展状态。

第三步：双手手指放在地板（或垫子）上，分开与肩同宽。

注意

● 如果你的腰部较为敏感，请弯曲膝盖团身站起来，结束这个动作。

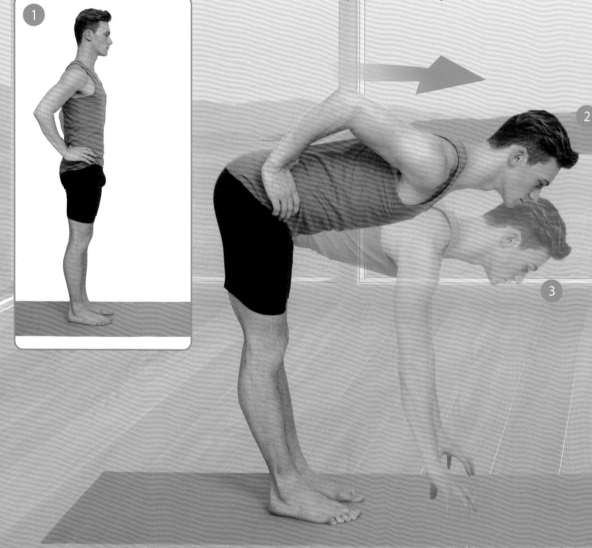

第四步：放松头颈部，双脚紧贴地面，在腿伸直的情况下尽可能地向下压。

第五步：双手握住胫骨或将手指放在肩下的垫子上。你的核心肌群充分用力。吸气，按压小腿，略微抬起上身。

第六步：从尾骨开始伸展一直到头顶，使背部肩胛骨收拢。

第七步：呼气，放松，慢慢恢复直立。

第八步：三次完整的呼吸后，腿部可略微活动，收腹，双手向后放在臀部。肩膀和肘关节向后伸展，胸部打开。保持背部平整，吸气，结束动作。

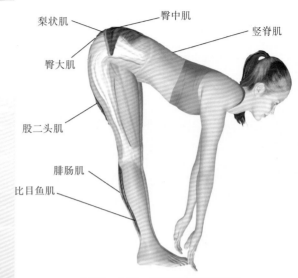

目标肌肉

梨状肌　　　臀中肌　　　竖脊肌
臀大肌
股二头肌
腓肠肌
比目鱼肌

腰部、小腿、腘绳肌和臀部肌肉

4

5

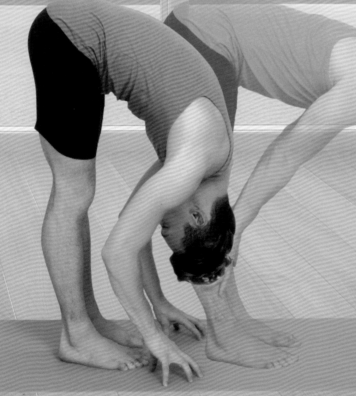

头碰膝式

Janu Sirsasana

　　头碰膝式并不意味着头必须要在膝关节周围才能达到效果。这种初级的前屈体式一次只伸展一条腿的后侧，使这个动作比两条腿都在前的全部前屈式容易一些。伸开的腿要保持紧张，做这个动作时应注意呼吸。

第一步：坐在垫子上。

第二步：右膝弯曲至旁侧，右脚脚跟置于左大腿内侧。

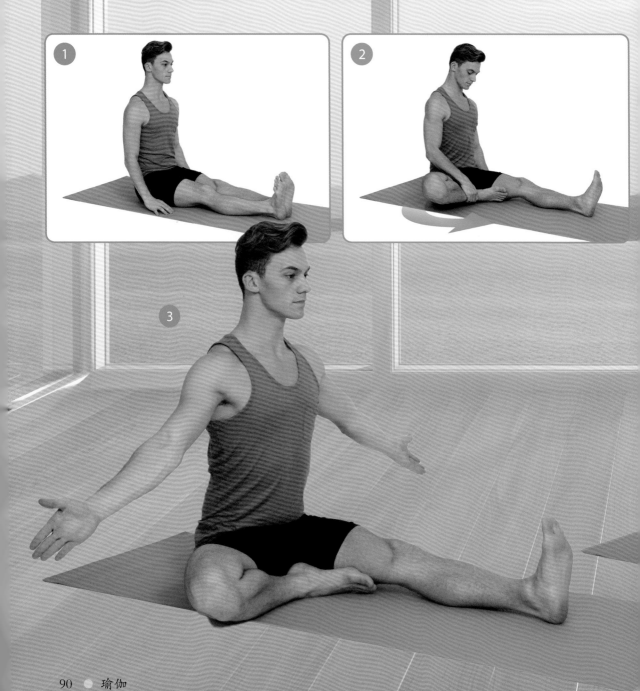

第三步：舒展脊柱，脚屈曲以伸展伸出的腿。吸气，手臂举过头顶。

第四步：呼气时，向前屈髋，握住脚、脚踝或小腿。

第五步：颈部放松，保持头和脊柱成一条直线。

目标肌肉

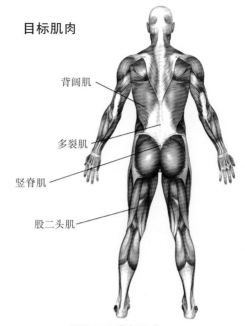

背阔肌

多裂肌

竖脊肌

股二头肌

腘绳肌和背部肌肉

第六步：三次完整的呼吸后，吸气，伸展你的脊柱，胳膊伸向前方然后上举。呼气，放下胳膊。

第七步：双腿伸直坐好。

注意

● 如果你的腰部有任何的不适，伸直的那条腿可以弯曲，或借助弹力带。

提示

● 屈腿那侧的髋部以及腹股沟内侧应同样得到拉伸。

变式

如果你的股后肌群比较紧，可以坐在垫子上或借助弹力带。

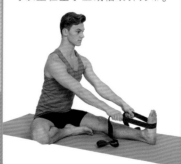

背部前屈伸展坐式
Paschimottanasana

我们是不是经常想碰到自己的脚趾？这真的是测量灵活性的指标吗？事实并非如此。如果练习这个动作只是为了够到脚趾，我们会得不偿失。缓慢并准确地练习这个体式。可以借助任何能使你完成它的支撑物。注意力集中在屈髋上，持续地伸展脊柱，而不是一味挣扎地向前和保持动作。

第一步　坐在垫子上，活动双腿，双脚弯曲，使脚的外侧缘面向自己，大拇指指向别处。

第二步　伸展你的脊柱，吸气，手臂向上举。

第三步　呼气，屈髋向前，保持脊柱处于伸展状态。握住你的小腿、脚踝或脚。保持颈部和脊柱成一条直线。

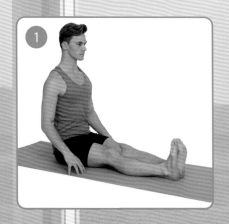

注意

● 如果你的腰部有任何的不适，请弯曲你的膝盖。

提示

● 你的自我意识在练习中尤为重要，小心一点。提醒自己即使够到了脚趾也没人给你发奖章。尽力而为就好。

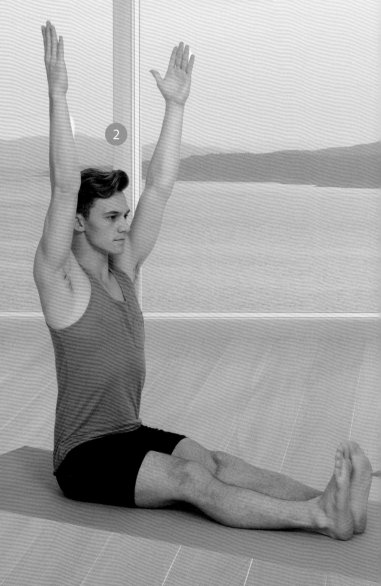

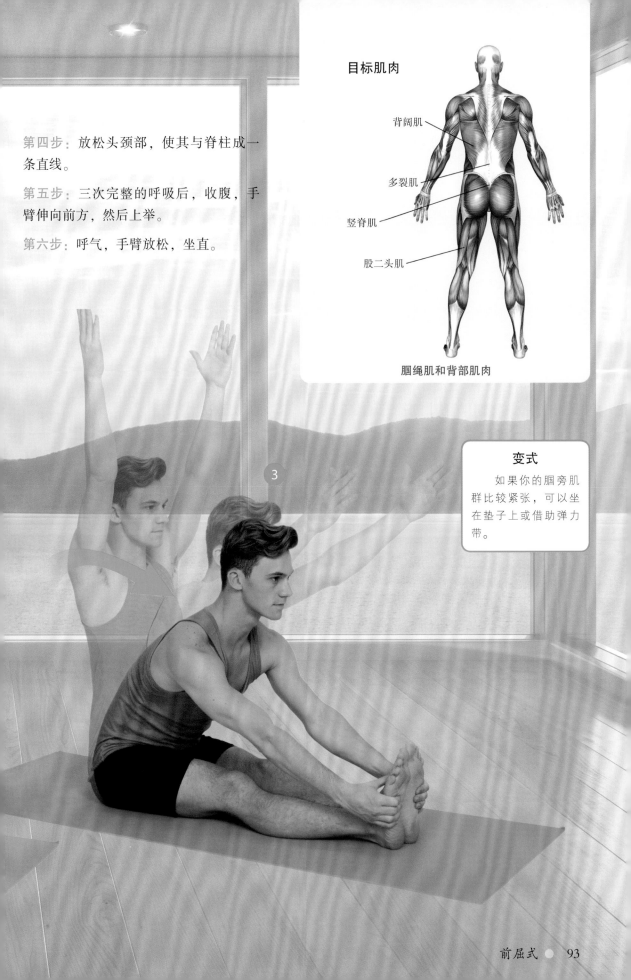

第四步：放松头颈部，使其与脊柱成一条直线。

第五步：三次完整的呼吸后，收腹，手臂伸向前方，然后上举。

第六步：呼气，手臂放松，坐直。

目标肌肉

背阔肌

多裂肌

竖脊肌

股二头肌

腘绳肌和背部肌肉

变式

如果你的腘旁肌群比较紧张，可以坐在垫子上或借助弹力带。

广角坐前屈式
Upavistha Konasana

这种前屈的体式不仅能够拉伸背部，同时还会牵拉大腿内侧肌，形成一个更加复杂的前屈式。这个动作不仅对于身体上还会对于心理上来说都是一次挑战。当我们在课堂上试着向前折时，思维往往会变得活跃，会一直想着为什么我们不能做到像其他人那样或者为什么我们的姿势看起来和其他人不一样。刚开始练习这个动作时你可能只能弯下去一点点。试着把意识集中在对你的身体感觉上并注意你的思绪。

第一步：两腿分开坐下，调整你的位置直到感觉到你的坐骨接触到地面。使你的半边臀部向后撇开，膝盖伸直，一直伸展到脚后跟，然后脚趾向上伸直。

第二步：指尖放在臀部后方的地面上，肘部放松，伸展你的脊柱，胸骨上提。

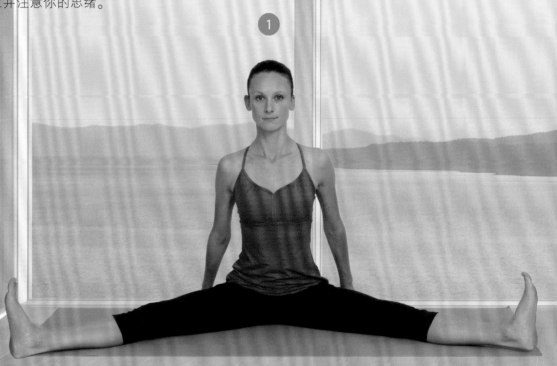

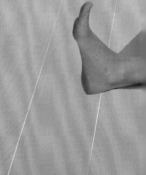

注意
- 如果你的腘窝有任何的不适，请把两条腿靠近一些。

提示
- 如果腘窝或膝内有持续性的疼痛，就把膝关节微微弯曲，并在每个膝盖下面放一块卷起的毛巾。活动你的腿，把膝盖后侧压向毛巾。

第三步：手移到前面，逐渐地向前够，将身体向前折，保持脊柱的伸展状态。

第四步：三次完整的呼吸后，吸气，手向后收，回到坐姿。

第五步：双腿收回合拢，抖腿放松下来。

目标肌肉

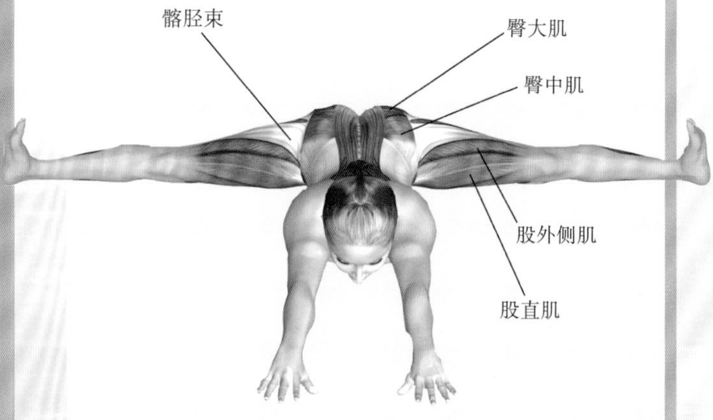

髂胫束　臀大肌　臀中肌　股外侧肌　股直肌

腹股沟、臀部和背部肌肉

变式

如果你的腘旁肌群比较紧，可以坐在垫子上，不要向前屈折。

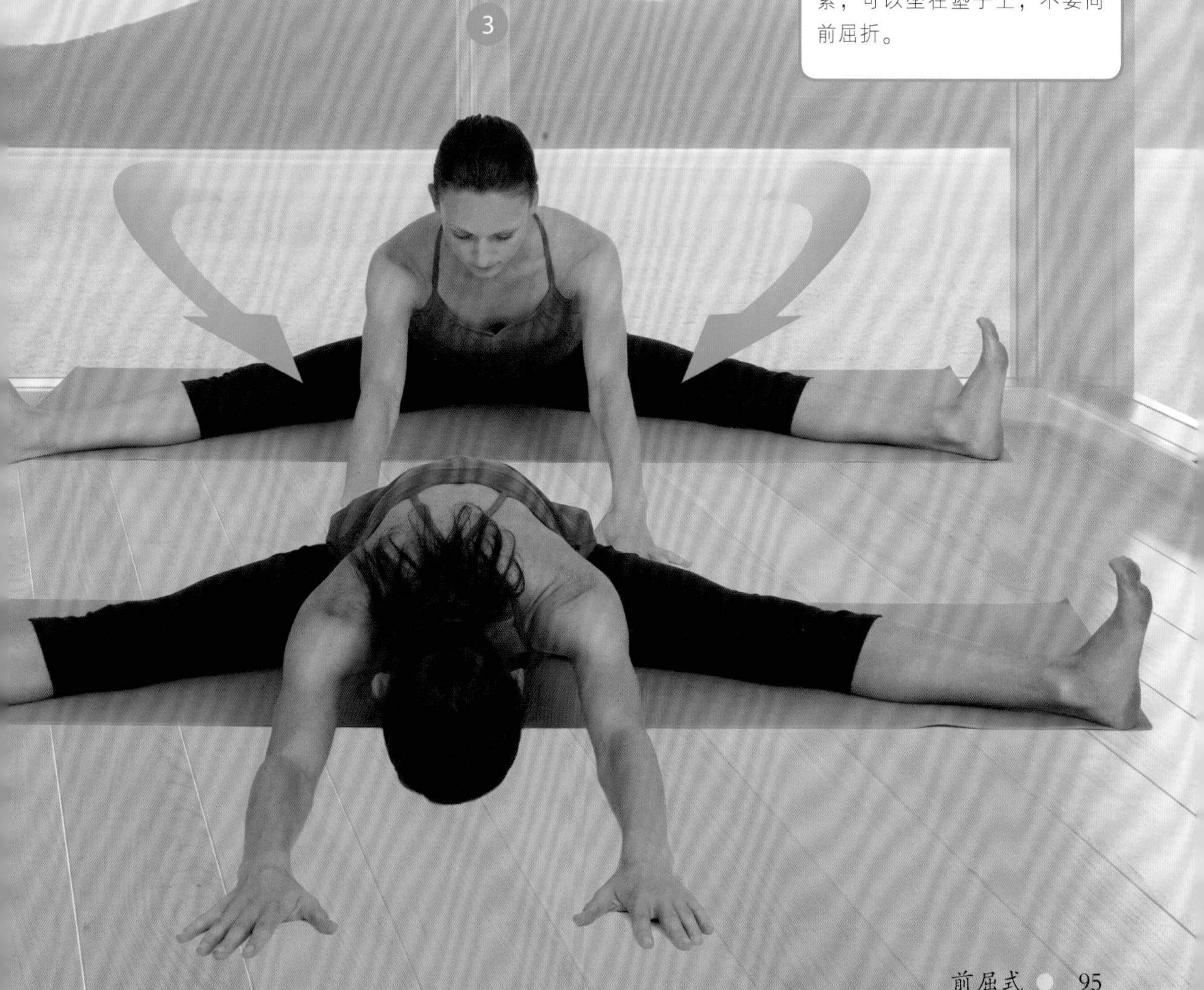

双角式

Prasarita Padottanasana

　　这个动作需要下肢的力量来安全地制造空间，以放松和镇静思维。假想你正站在冰上，你要控制两只脚，使其不能分开太多。当你的躯干和头缓缓地贴近地面时，腿应向身体中线紧靠。试着找出两种力量的平衡点。

第一步：横向站在垫子上。

第二步：两脚尽量分开，以使双臂伸展成"T"形时，脚跟处于手腕的下方。

第三步：双手叉腰，肩胛骨收拢，胸部打开。

注意

● 如果你的腘窝有任何的不适，把重心移向后脚跟，缩小两脚之间的距离，或将双膝略微弯曲。

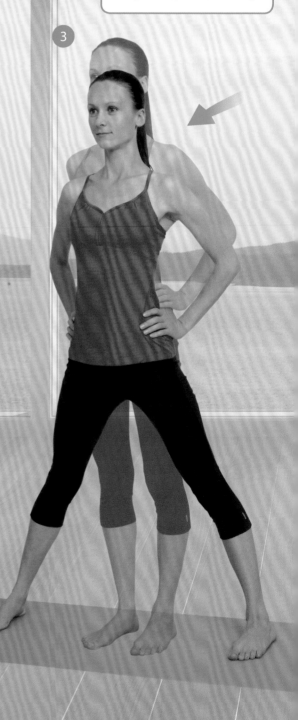

变式

　　如果你的背或腘旁肌群比较紧，可以将手放在垫子上。

③

第四步：吸气伸展，呼气时屈髋折向前方。

第五步：双脚外侧缘向下压，同时双腿中心趋向身体中线。

第六步：尽可能放松头颈部，手指尖在腿上逐渐下移。

第七步：三四次完整的呼吸后，双脚下压，收腹，两手放回髋部，肘关节和肩胛骨分别归位，吸气，恢复直立位。

第八步：双手放松，双脚合拢。

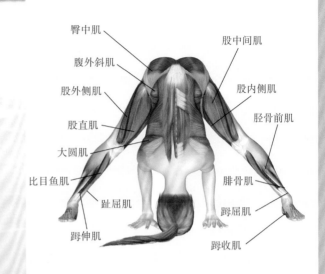

目标肌肉

臀中肌
腹外斜肌
股外侧肌
股直肌
大圆肌
比目鱼肌
趾屈肌
踇伸肌

股中间肌
股内侧肌
胫骨前肌
腓骨肌
踇屈肌
踇收肌

腿外侧、背部和腿内侧肌肉

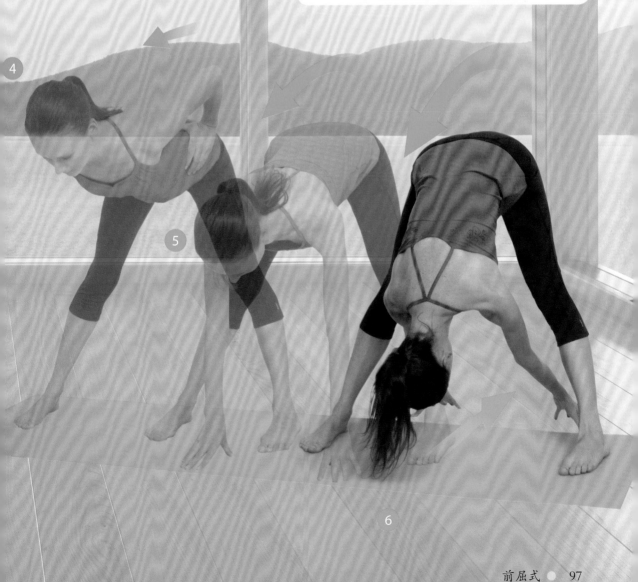

船式

Paripurna Navasana

这个体式需要很强的核心肌群力量。起始姿势：膝盖弯曲，手指放在地板上或者拉住弹力带。练习一段时间，你的力量和耐力都会得到提高。

第一步：屈膝坐在垫子上，脚底着地。

第二步：双手置于髋部后侧，手指的方向与脚相反。后背顺着手的方向向后倾斜，胸部上提。

第三步：继续向后倾斜，双脚上抬离开地面，在臀部找到一个平衡点。

第四步：尽可能地伸直腿并与地面成45°角。

第五步：脚趾向前，双臂向前伸直，与地面平行。

第六步：保持收腹，放松下巴、肩膀。

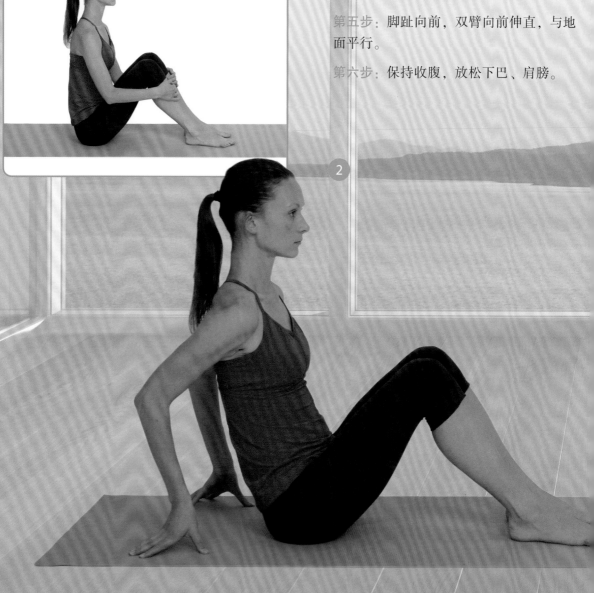

目标肌肉

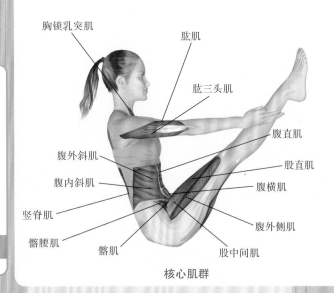

胸锁乳突肌

肱肌

肱三头肌

腹外斜肌

腹直肌

腹内斜肌

股直肌

竖脊肌

腹横肌

髂腰肌

腹外侧肌

髂肌

股中间肌

核心肌群

变式

指尖置于地面，膝盖弯曲或使用弹力带。

提示

● 在这个动作中保持平衡是很不容易的，为了增强稳定性，可以坐在折叠的垫子上。

3

4

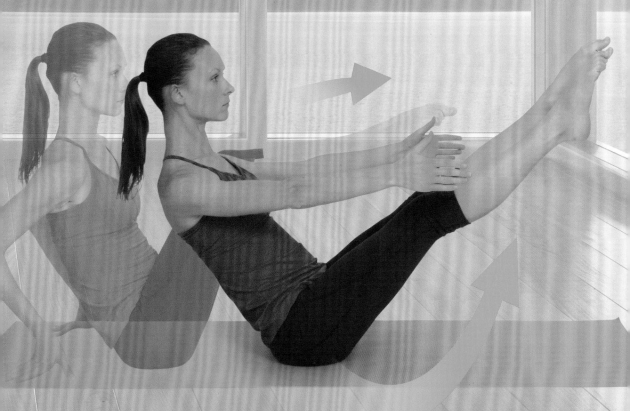

单腿站立脊柱前屈伸展式

Urdhva Prasarita Eka Padasana

这个动作很可能会把你的注意力都放在将举起的腿抬得更高上。但请不要专注于此，支撑腿也需要同等的注意力。不论你举起的腿处于什么位置，都要保持你的腿和脚可以活动。你可以用一只手抓住你支撑的脚踝，来增强平衡力的练习。

第一步：由山式开始，重心移到左脚，有意识地把重量平均分布到整个脚掌，活动你的脚。

第二步：平背，向前屈髋，右腿向后上方举起。

第三步：指尖指向地板（或垫子），保持肩膀和髋部成直角。

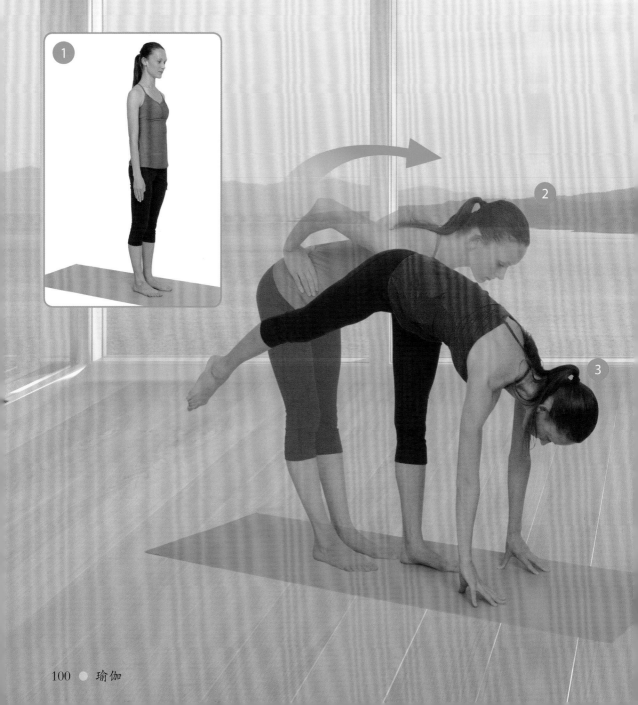

第四步：不断地向上打开右侧髋关节，尽量使双侧髋关节点指向垫子。

第五步：尽可能地用一只手或两只手抓住左脚脚踝，并保持平衡。

第六步：收腹，回到站立的姿势。

提示

● 向下压你的支撑腿和脚，上抬的腿远离地面并向上伸展。

变式

把手放在垫子上。

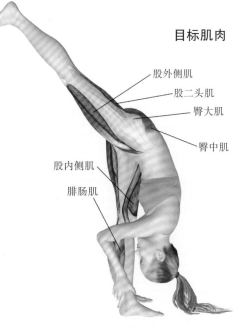

目标肌肉

股外侧肌

股二头肌

臀大肌

臀中肌

股内侧肌

腓肠肌

腘旁肌肉

5

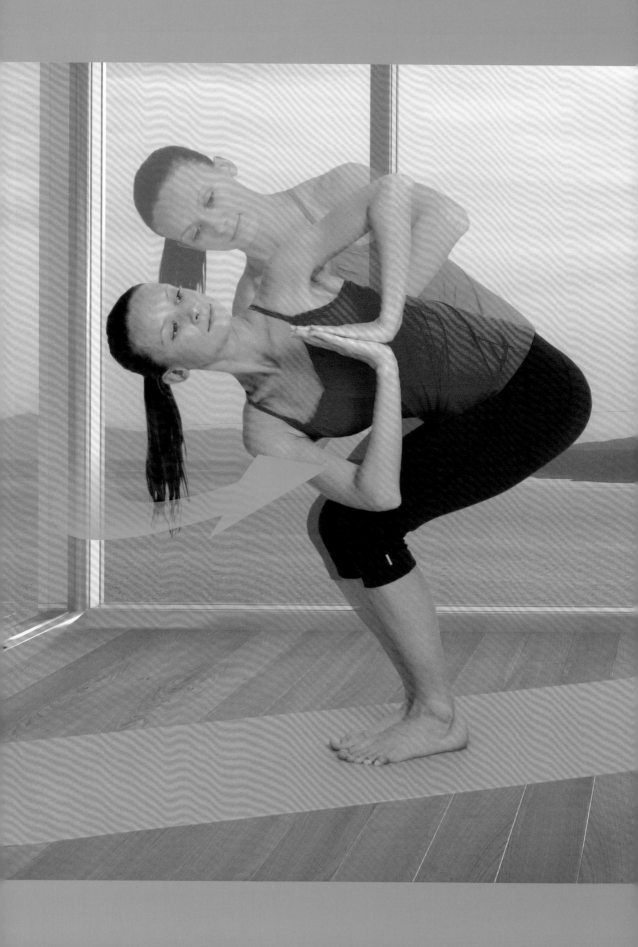

扭转式

  扭转式能够扭转、拉伸、强直脊柱，有利于抑制我们在衰老过程中经常出现的脊椎融合和僵硬。扭转有助于维持椎间盘的水分，使之保持健康，还有利于加快血液循环和提高脊柱周围整个骨骼肌系统的供氧。扭转式对于矫正脊柱偏移和侧凸都很有帮助，可以减轻背部僵硬、背肌拉伤以及部分坐骨神经痛。扭转式对于神经系统有平衡的作用，能促进身体、精神恢复，并产生美好的感觉。

简易扭转式

Bharadvajasana

这是一个使大部分脊柱自然扭转的开放性扭转体式。做这个动作时身体可能会本能地向后弯曲，注意肋骨下缘是否有不适感。下肢下压时保持身体的其他部位拉长至头顶。

第一步：坐在垫子上，双脚并拢，两腿打开向右。膝盖分开，脚趾向后。将一只脚的前脚踝置于另一只脚的脚后跟上。

第二步：下压右侧坐骨，试着使左右两侧处于同一水平位——不能平衡时可以将折叠的垫子放在左侧坐骨下方。

第三步：坐直，右手置于左膝处，左手置于身后并指向后方。

第四步：保持脊柱处于中立位，向左转并看向左侧肩膀，背部不要晃动。

第五步：三次完整的呼吸后，呼气放松还原，面向前方。

提示

● 吸气时伸展脊柱，呼气时稍稍加大旋转的角度。继续，要保证全程呼吸顺畅。

目标肌肉

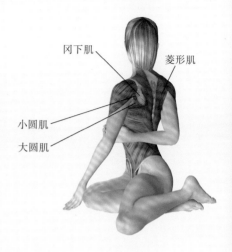

冈下肌

菱形肌

小圆肌

大圆肌

背部肌肉

变式

如果你的髋部比较紧可以坐在垫子上。

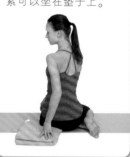

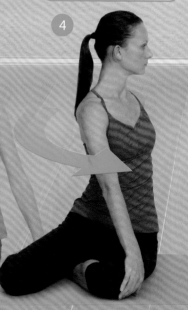

仰卧扭转式

Jathara Parivartanasana

仰卧扭转式是一个温和的扭转体式，可使脊柱保持在中位线上。这个动作可以有很多的变化，使之更有挑战性。在做更大角度的旋转之前，请根据自身感觉来决定这是否安全并且适合于你。

第一步：仰卧，背部着地，手臂伸展成"T"形，膝盖向胸部弯曲，双脚屈曲。

第二步：吸气，呼气时双膝越过身体向左侧移动，旋转左侧的髋部。

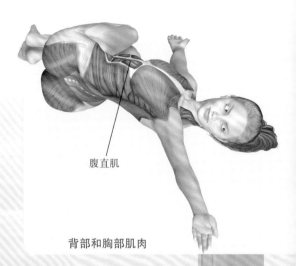

目标肌肉

腹直肌

背部和胸部肌肉

第三步：右侧肩胛骨、手臂、上背部下压着地，手指伸展。

第四步：三到四次完整的呼吸后，在进行另一侧的扭转前，吸气，用腹部的力量带动躯干和膝盖回至中线。

提示

● 这是一个绝大多数人都可以完成的简单的扭转。即便看上去很简单，它的好处也很多。把这个动作放到最后，帮助你在深度放松前先平静下来。

圣哲马里奇式 第三式
Marichyasana III

坐姿扭转式能伸展并加强背部肌肉和核心肌群，同时按摩内脏器官。以弯曲的膝盖作支点来强化扭转，在整个动作过程中，确保你的体重均匀地分布在两侧坐骨上。扭转动作的另一个好处在于专注呼吸，即：吸气时拉伸，呼气时扭转。

第一步：坐在垫子上。

第二步：左膝弯曲，脚后跟朝着臀部方向移动。同时活动右腿并进行拉伸直到脚踝。

第三步：将手置于身体两侧，向你的指尖施加轻柔的压力，同时吸气，拉长你的脊柱。用右手包绕左膝盖外侧。

第四步：将你的左手放置于尾椎骨后十几厘米处，指尖向外放置在地板上。手肘微微弯曲，当你呼气时，朝屈腿方向扭转。

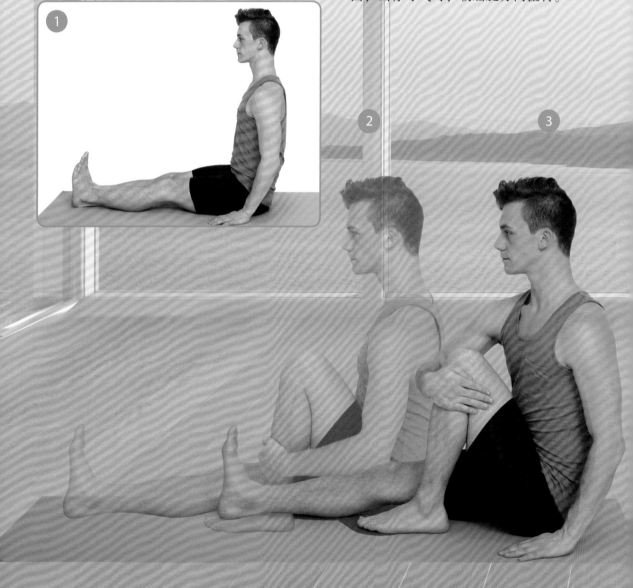

第五步：沿着脊柱进行拉伸，胸骨上抬，将左肩向后拉。

第六步：眼睛注视你的左肩。

第七步：吸气，抬起胸骨。当你呼气时向左扭转。继续活动上背部的肌肉，提升并扩展你的胸部。

第八步：一定要沿着肚脐和肋骨底部进行扭转，以保护腰部。

第九步：放松，换另一侧重复。

提示

● 当你握住膝盖时不要"抓紧"它，要保持一种目标感。

目标肌肉

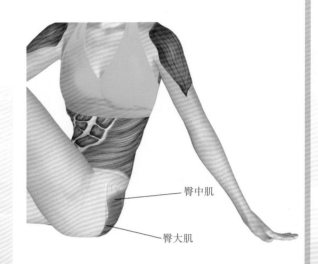

臀中肌

臀大肌

髋外侧肌、梨状肌和臀肌

4

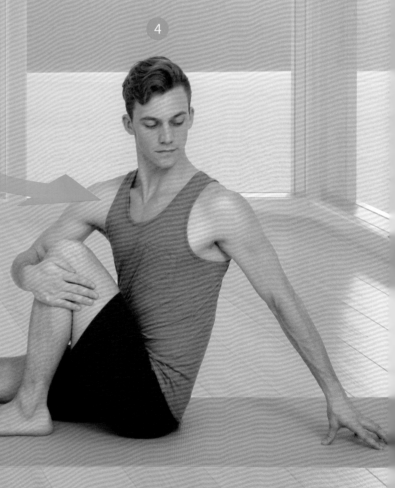

半脊柱扭转式

Ardha Matsyendrasana

这种深度扭转式有助于平衡脊柱及其周围肌肉肌腱和韧带。交叉腿姿势在扭转式中给予你的内脏器官更深度的按摩。当你从一边移动到另一边时，收缩和扩张能带来更多的血液并流向内脏器官，同时将毒素挤压出去。

注意

● 如果你的背部和骶骨有任何的不适，请将扭转集中在身体上部，调整动作或不做这个姿势。

第一步：坐在地板上，将腿向前伸直。

第二步：左膝弯曲，将你的左脚底放置于右膝盖或右侧大腿的外侧。活动你的右腿，并拉伸右腿直到脚踝。

第三步：保持两侧坐骨接触地面，弯曲右腿，使你的大腿外缘静止放置于地板上，脚后跟置于左侧髋部的外缘。

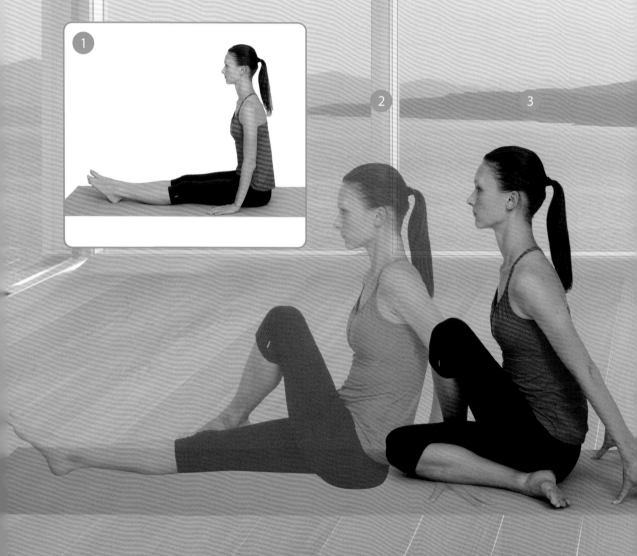

第四步：右臂包绕左膝，同时左手放置于你的尾椎骨后十几厘米处，指尖置于地板并指向外侧，手肘微微弯曲。沿着脊柱进行拉伸，胸骨上抬，将左肩向后拉。

第五步：吸气，抬起胸骨。当你呼气时向左扭转。继续活动上背部的肌肉，提升并扩展你的胸部。

第六步：三或四次呼吸之后，呼气并松开扭转位，面朝前方。在扭转到另一侧之前先返回到初始的支撑位。

目标肌肉

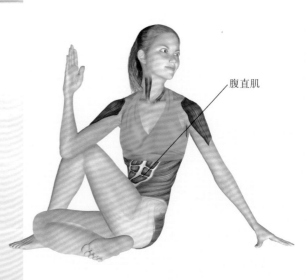

腹直肌

外髋部和脊柱肌肉

变式

如两侧的坐骨接触不到地板，可将下面的腿伸直坐（或不坐）在一条毯子上。

4

5

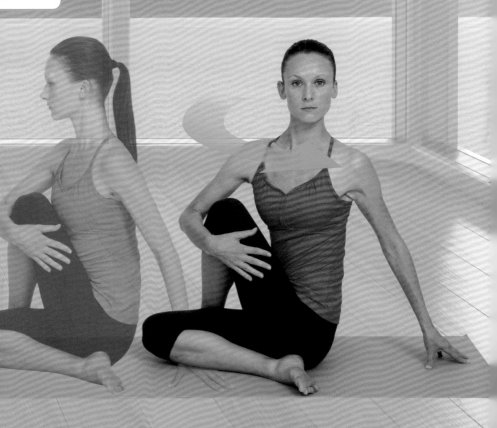

幻椅扭转式

Parivrtta Utkatasana

这个站立的扭转式更加具有挑战性，因为你必须努力地保持标准体位，并伴随着腿部的疲劳感。完成这个扭转动作要求髋部朝向前方，膝盖保持在一条直线上。

第一步：以椅式开始，双手合十作祈祷状，吸气。当你呼气时向左扭转。

第二步：一直拉伸你的脊柱，从头顶到尾骨。你的右手肘紧贴着左大腿的外缘。

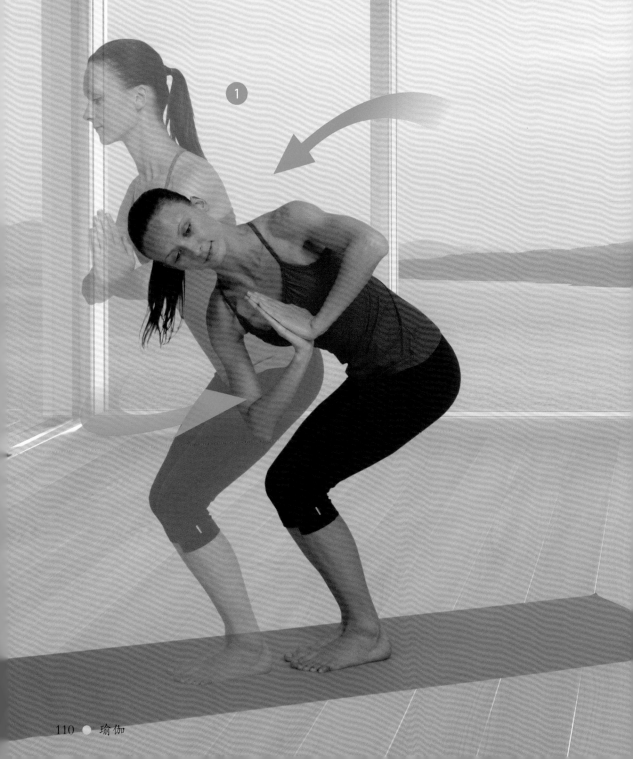

第三步：确保你的膝盖在一条直线上，右膝盖有向前移动的趋势。使你的膝盖和髋部保持在同一水平面上。

第四步：收拢两侧肩胛骨，以便扩展你的胸部。

第五步：吸气。当你呼气时，松开扭转位，回到初始的椅式。

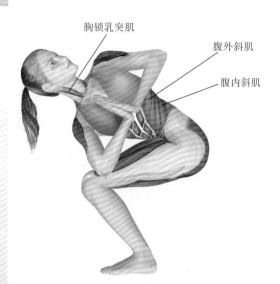

胸锁乳突肌

腹外斜肌

腹内斜肌

脊柱肌群

提示

● 为加深扭转并保持身体平衡，你的上臂和大腿的外侧面应彼此互为对抗力。

2

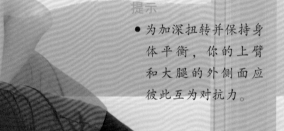

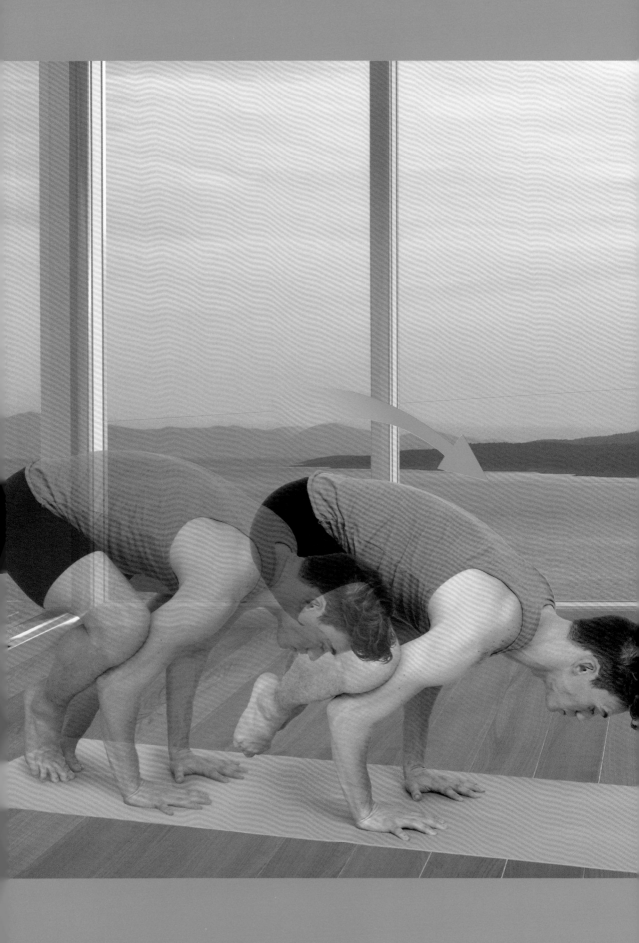

手臂平衡和倒立式

　　手臂平衡和倒立式需要力量与灵活性的结合，你需要腹部力量来支撑并稳定身体重心。这些姿势对我们来说更具挑战性，同时考验我们的专注力和耐性。地心引力无处不在，若花一点时间去翻转它是个不错的主意。倒立能有助于血液的流动，并将能量传输到大脑，刺激脑功能，改善专注力和记忆，可以缓解头痛。倒立还能滋养面部皮肤、头皮和发根。由于引力的倒置效应，内脏器官脱离了它们原本的空间，由于体液的流动，水肿和静脉曲张都有所减轻。

上桌面/平板式

Purvottanasana

这个体式对所有的前屈体式来说是一个很好的反向体式动作。它通过伸展肩部、胸部和腹部来打开前部躯体，也有助于增强肩膀、手臂、腿部、臀部和手腕的力量。这是一个富有挑战性的运动姿势，但能让人充满活力。

第一步：开始为支撑位（坐直，双腿向前伸直），双手置于髋部后方十几厘米处，手指指向脚趾方向。屈膝，脚底平放于垫子上。

第二步：向后往双手方向倾斜，屈肘，收拢两侧肩胛骨以扩展胸部。按压足底，伸直手臂，抬起髋部成反向桌子式。

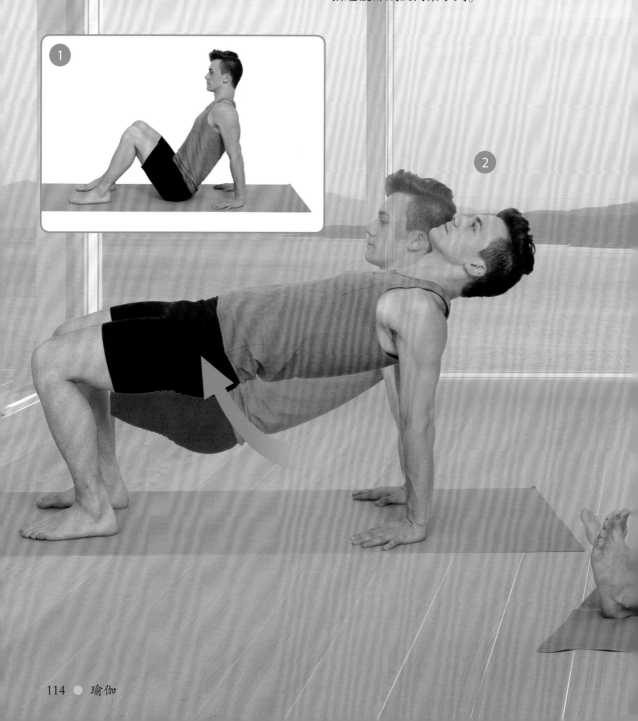

第三步：你的肩膀应在手腕上方，膝盖在脚踝上方，并检查它们是否在一条直线上。保持髋部抬起，两腿伸直，脚踝向下按压地板，提升你的髋部，注意不要使臀部过度紧张。

第四步：如果颈部允许，可以将头部向后弯，拉伸你的喉部。

第五步：保持三次呼吸，沿着前部躯体感觉到从头至脚的拉伸感。让背部参与承受展开的身体的重量。

第六步：放松，头部回到中线，慢慢地把腰部放回到初始支撑位。

目标肌肉

胸锁乳突肌
前三角肌
斜角肌
腹直肌
腹横肌
腹内斜肌
斜方肌
竖脊肌
肱三头肌
臀中肌
股二头肌
臀大肌
桡侧腕屈肌
腓肠肌

肩部肌肉

注意
● 如果你的手腕或肩膀疼痛，调整动作或不做这个姿势。

提示
● 在练习这个体式时，你的双脚必须用力，同时将髋部抬到一定的高度。

变式
如果你的手腕影响此动作完成，可将手转向外侧。可屈膝作为辅助支撑力。

平板支撑式

平板支撑式是一个基础性体式，它能够构建全身的力量，你的优势和劣势能很迅速地呈现在这个姿势中。你有没有拱起你的腰部或使上背部成了圆形？注意要将身体挺直成一条直线，哪怕你最开始只能坚持几次呼吸。

第一步：开始为一个长形桌姿势（双手置于肩膀前方一只手的距离），收拢脚趾。

第二步：手指伸展，手臂用力，同时收腹。通过脚踝向后按压，同时将膝盖抬离垫子。

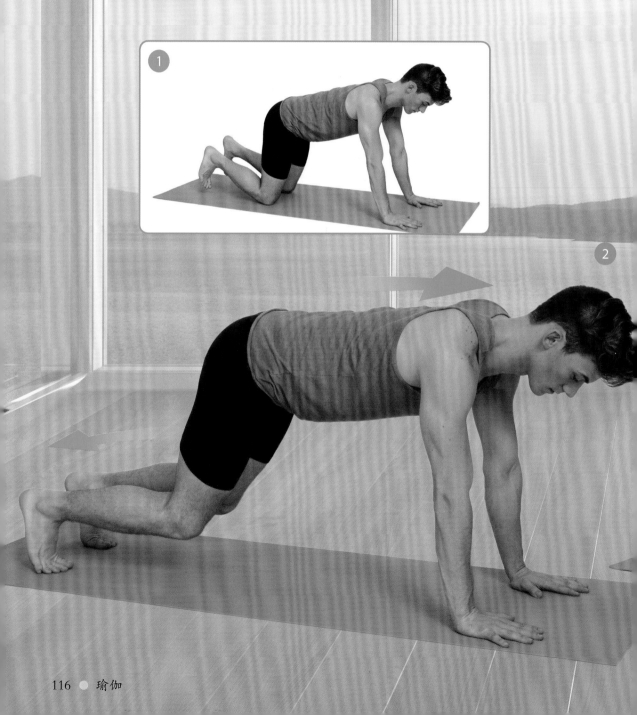

第三步：保持身体在一条直线上，脚踝向后按压，胸骨向前移动，胸部打开。想象上背部有轻微弯曲。

第四步：三次呼吸过后，将髋部抬起进入下犬式，或朝垫子方向下移你的膝盖，回归长桌式休息。

注意

- 如果你感觉手腕疼痛，检查你的双手是否指向前面。
- 如果你的手腕指向前面，还是感觉手腕疼痛，可将身体重心转移到脚趾上，或不做这个姿势。

变式

将膝盖放在地板上，做长形桌状姿势。

目标肌肉

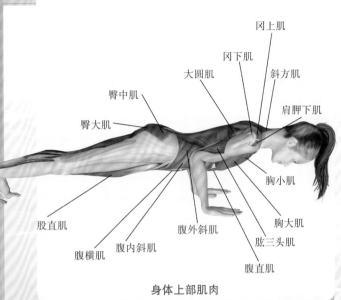

身体上部肌肉

冈上肌
冈下肌
大圆肌
斜方肌
臀中肌
肩胛下肌
臀大肌
胸小肌
胸大肌
股直肌
肱三头肌
腹外斜肌
腹直肌
腹横肌
腹内斜肌

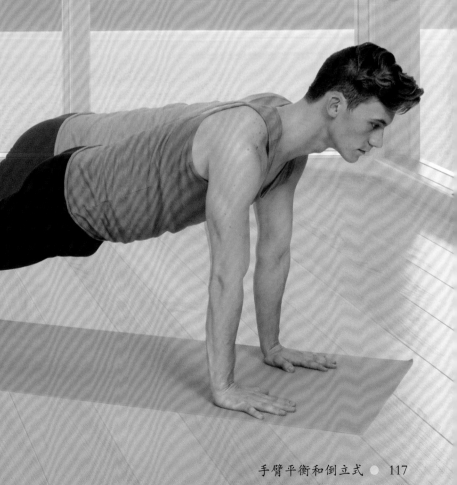

侧平板式

Vasisthasana

　　侧平板式能够使肩膀、手臂、手腕、腹斜肌变得强壮。动作是双手下压，同时双脚对抗髋部和身体提升的力量。只有在双手下压的前提下，才能抬起髋部和身体。

注意

● 如果你的手腕疼痛，检查你的手指是否朝向前方。沿着你的手腕至腋下，逐渐加大肌肉力量。

提示

● 你的髋部会朝着地面下沉，所以腿部应坚持用力，同时小腿应抬离地面。

第一步：开始为平板支撑式。

第二步：将身体重心转移到左手，同时身体转动到左脚外侧。向外侧旋转你的左上臂，同时朝背部方向牵拉你的左侧肩胛骨。

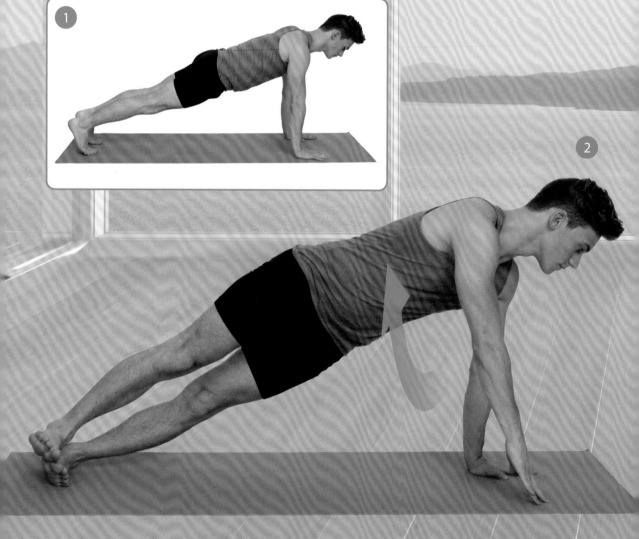

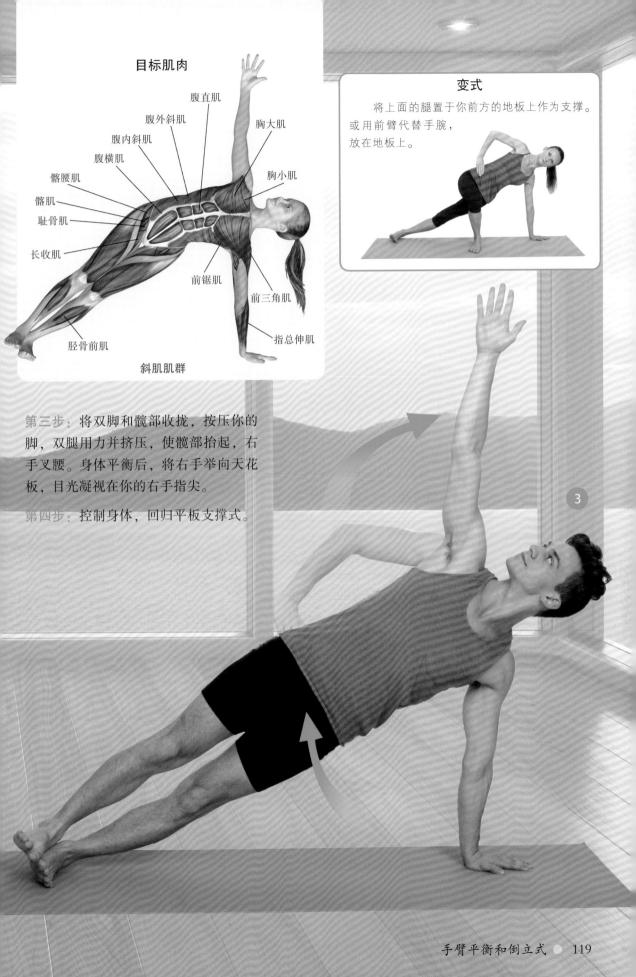

目标肌肉

- 腹直肌
- 腹外斜肌
- 腹内斜肌
- 腹横肌
- 髂腰肌
- 髂肌
- 耻骨肌
- 长收肌
- 胫骨前肌
- 胸大肌
- 胸小肌
- 前锯肌
- 前三角肌
- 指总伸肌

斜肌肌群

变式

将上面的腿置于你前方的地板上作为支撑。或用前臂代替手腕，放在地板上。

第三步：将双脚和髋部收拢，按压你的脚，双腿用力并挤压，使髋部抬起，右手叉腰。身体平衡后，将右手举向天花板，目光凝视在你的右手指尖。

第四步：控制身体，回归平板支撑式。

3

俯卧撑式
Chaturanga Dandasana

这个体式通常用作拜日式的过渡姿势，它需要大量上半身和核心肌群的力量才能正确完成。在你刚开始练习这个体式时，要在保证你的肩膀不向前倾斜的前提下，将身体尽量放低。

注意
- 如果你有肩膀疼痛，请不要做这个姿势。

提示
- 将你的尾椎骨向脚踝方向移动，你的胸骨向前移动。尽量不要将肩膀朝地面倾斜。

变式

双膝着地做此动作。

动作流程

从上犬式移动到下犬式。

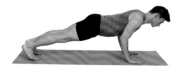

1

2

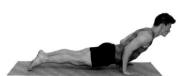

3

4

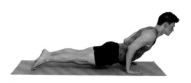

5

6

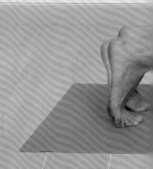

第一步：开始为平板支撑式，将两侧肩胛骨收拢，同时胸骨向前移动。尾骨下压，耻骨朝肚脐方向牵拉，以保证你的腰部不会塌陷。紧压脚踝。

第二步：缓缓地将身体向垫子放低，保证双肘紧靠你的身体，维持到你的上臂与地面平行为止。胸骨向前牵拉，紧压脚踝。髋部抬起，并保持与肩膀和双脚在一条直线上。

第三步：腹部着地放松，休息。

目标肌肉

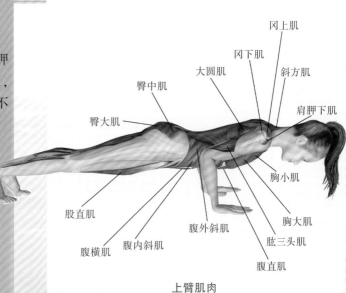

冈上肌
冈下肌
斜方肌
大圆肌
臀中肌
肩胛下肌
臀大肌
胸小肌
股直肌
胸大肌
腹外斜肌
肱三头肌
腹内斜肌
腹直肌
腹横肌

上臂肌肉

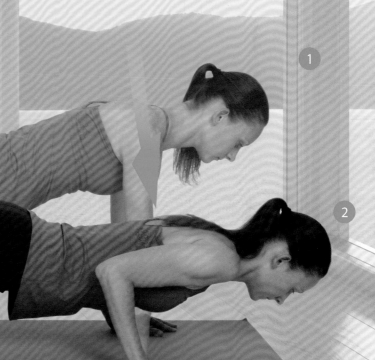

禅鹤式

Bakasana

禅鹤式是一个具有挑战性但比较容易入门的手臂平衡式。试着以游戏的心情来完成这个动作。身体向前、后倾斜，最终找到自己的平衡点。使自己身体尽可能收紧是将身体抬离地面的关键。

第一步：开始为深蹲姿势，双脚并拢，两个大脚趾和脚踝的内侧相接触。身体前倾，将手放于你面前十厘米左右，双手距离与肩同宽，双手手指打开。

第二步：屈肘，上臂承重。将膝盖牵拉至腋下，朝身体中线挤压你的膝盖。

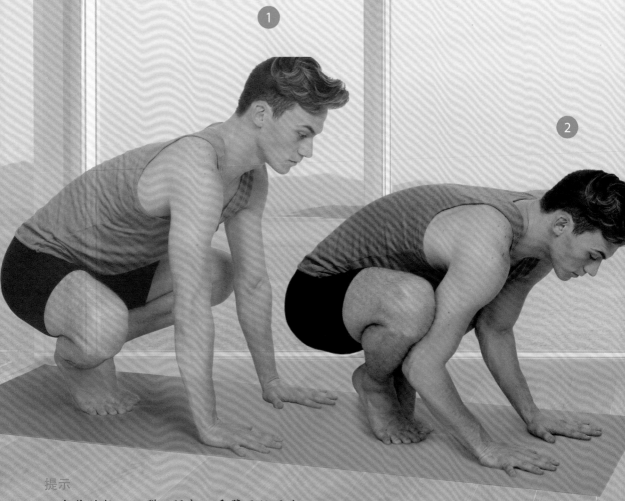

提示

● 当你的核心肌群、腿部、手臂开始用力时，从内心深处感受自己抬高身体的动作。

● 如果你的肩膀或手臂疼痛，调整或不做这个姿势。

第三步：收腹，使身体收紧，以脚尖作为支点支撑身体。

第四步：身体前倾，将更多重心置于手上，小腿贴着上臂。

第五步：核心肌群继续用力。将双腿相互挤压，并将脚趾抬离地面，一次抬起一只脚即可，寻找你的平衡点。将内侧脚踝和大脚趾紧贴在一起。

第六步：慢慢放松你的双脚，落回到垫子上，或向后跳回四柱式姿势。

目标肌肉

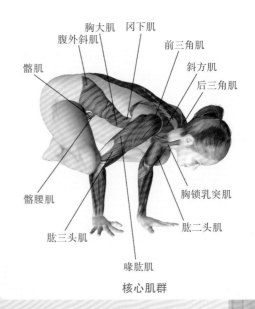

胸大肌　冈下肌
腹外斜肌　前三角肌
髂肌　斜方肌
后三角肌
髂腰肌
胸锁乳突肌
肱三头肌　肱二头肌
喙肱肌
核心肌群

变式

可将双脚放在瑜伽砖上。

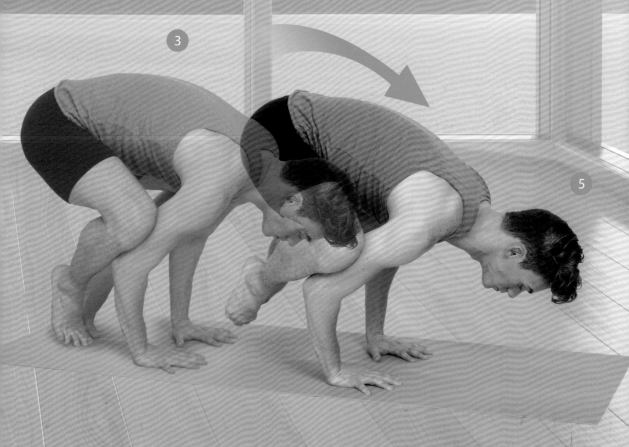

侧鹤式

Parsva Bakasana

一旦你在禅鹤式中掌握了平衡，为什么不尝试加上扭转动作？这是真正的瑜伽绝技！关键是不要害怕跌倒，尽管去做吧——就算跌倒了，你离地面也没多远。你甚至可以在地上放一块毯子当作着陆坪。一旦你找到了自己的支点，锻炼这个体式一定能让你会心一笑。

第一步：着力点放于脚尖做深蹲，两个膝盖紧贴。身体转到左侧，将右上臂置于左侧大腿的外缘。

第二步：将双手放在垫子上，两手分开与肩同宽。左手和你的外侧大腿保持在一条直线上。

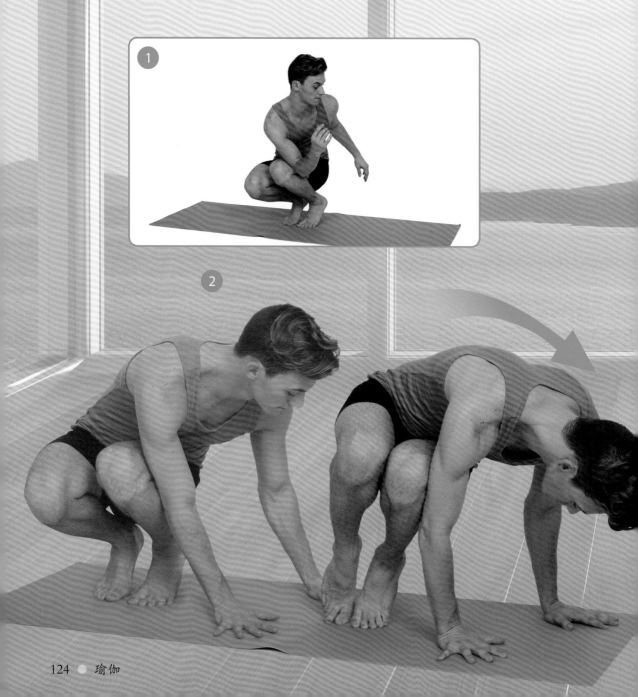

第三步：将你的左侧大腿的外缘放于你的右上臂上，向右倾斜，同时保持手臂始终用力。屈肘，将重心转移到双手上。

第四步：保持双脚紧贴在一起，脚踝朝臀部方向牵拉。

第五步：慢慢地将双脚放回地面，非常小心地放松全身。

目标肌肉

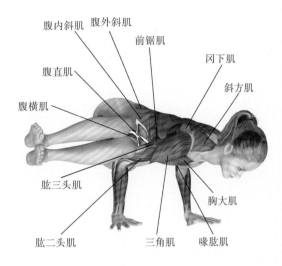

腹内斜肌
腹外斜肌
前锯肌
冈下肌
腹直肌
斜方肌
腹横肌
肱三头肌
胸大肌
肱二头肌
三角肌
喙肱肌

上臂肌肉

注意
- 如果你有肩膀或手腕疼痛，不要做这个姿势。

提示
- 为了能够抬起你的腿和脚，将它们紧贴在一起，将力量集中在肚脐。

3

腿向上靠墙式
Viparit Karani

这是最基本的倒置姿势。这个体式不够优雅，从一开始就尽可能地使臀部靠近墙壁是这个姿势的关键。只要你觉得能够更舒适，你完全可以在臀部或头部下方垫一个毯子。你也可以尝试将一条弹力带环绕大腿周围，或戴上眼罩。在你觉得舒服的前提下，尽可能长时间地保持这个姿势。

第一步：尽可能近地靠墙坐下，同时将膝盖朝胸部收拢。

第二步：侧身躺下，同时抬高你的腿放于墙上。

第三步：臀部紧贴墙壁，双腿伸直，两脚屈曲，脚放于墙上。

第四步：双手放松放于身体两侧，掌心向上。

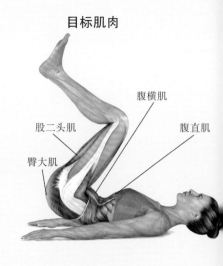

目标肌肉

腹横肌
股二头肌
腹直肌
臀大肌

腹肌、臀部和腘绳肌

提示

● 允许重力作用，使腿骨下降到骨盆，放松脊柱和头部。

● 如果你的腘旁肌是紧绷的，将一块垫子放于髋下。在头部下方放一块折叠的毯子。

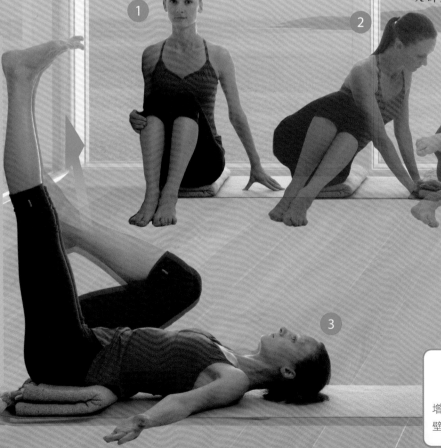

变式

如果腘旁肌很紧绷，可以增加毯子的高度，或是远离墙壁十几厘米。

"L"形靠墙式

"L"形靠墙式是一个适合所有年龄段练习者的姿势。它可作为倒立的准备式，但就其本身而言是一个绝佳的姿势。最初，如果你准确地对准了位置，可能觉得离墙太近了，这是正常的。刚开始的时候，你可以在墙壁上将脚抬得更高，这样做会更容易。当你构建了信心和力量时，缓慢地顺着墙壁将脚下移，使身体成为一个90°直角。头部和颈部放松，但要保持核心肌群用力，这样你的腰部就不会摇晃。

第一步：四足跪姿体位，双脚置于墙上。身体向外部旋转，同时上臂用力。收腹，并按压髋部成下犬式。脚踝放在墙上，两只脚依次向上迈步。

第二步：双脚沿着墙壁慢慢往下走，直到脚后跟与臀部成一条直线，使身体呈"L"形。

第三步：保持上臂外旋并收腹，以使背部不会摇晃。

第四步：双脚小心地沿着墙壁逐步下移，回归婴儿式姿势，休息。

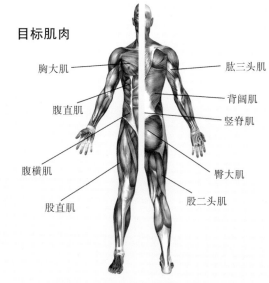

目标肌肉

胸大肌
腹直肌
腹横肌
股直肌

肱三头肌
背阔肌
竖脊肌
臀大肌
股二头肌

核心肌群、肱三头肌、股四头肌

注意

● 如果你的手腕疼痛，应避免做这个动作。

提示

● 朝天花板向上移动你的尾骨，将头部低下。

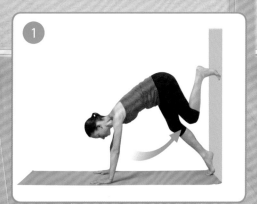

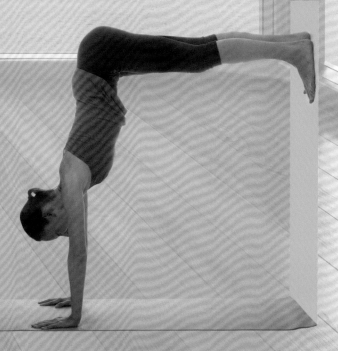

肩立式

Salamba Sarvangasana

这个姿势的设计看起来有些支撑过重，但是不要偷懒！准备一些支撑物是必要的，以保证脖子能够安全地处于对齐位置上。因为肩立式潜在的益处非常多，所以它通常被看作是"所有体式之母"，但安全地完成这个体式相当具有挑战性。初学者应逐步地练习这个姿势，只有在感觉不到脖子的紧张感时，方可完成这个体式。

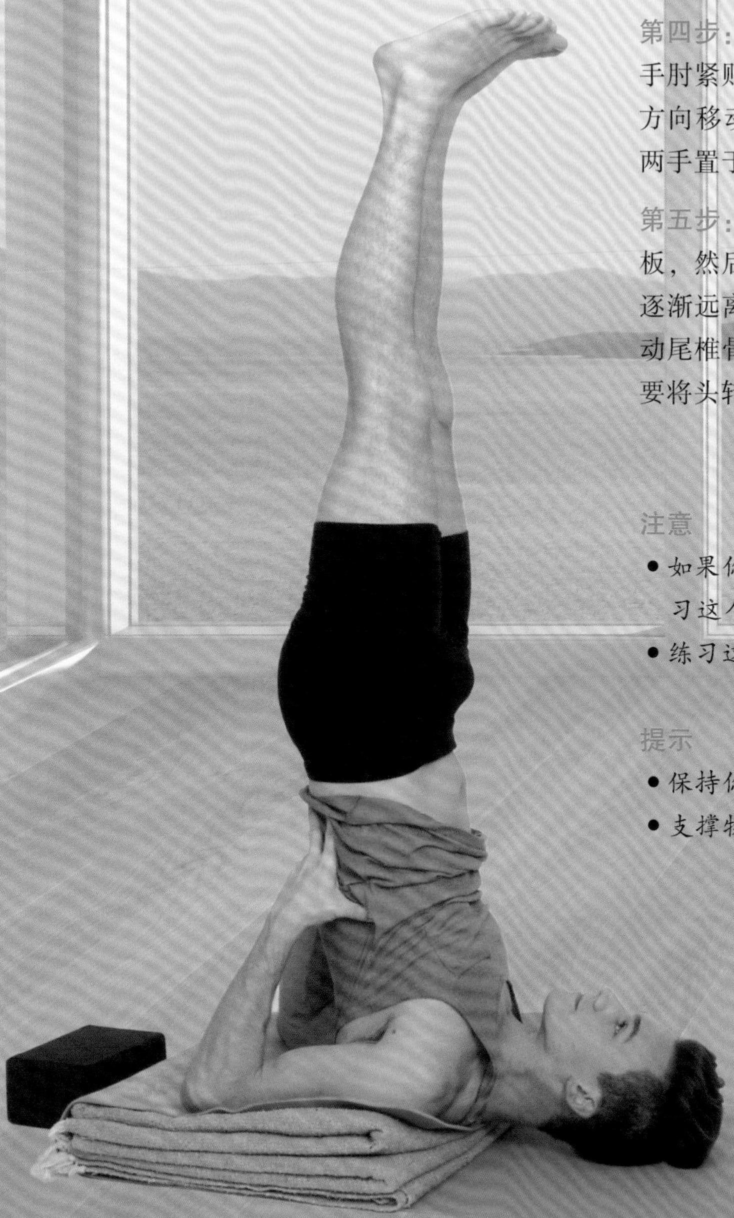

第一步：如图所示做好准备，当你躺下时确保脖子位于折叠毯子的平滑边缘处。

第二步：居中躺在毯子上，两膝弯曲，臀部置于瑜伽砖上，双脚踩地，手臂放于身体两侧。你的肩膀放于距离毯子边缘大约5厘米处。

第三步：用力，朝头部摆动你的膝盖，形成一个紧实的球状，同时双手抓住你的腰部。

第四步：从一边摇晃到另一边，你的肩膀和手肘紧贴在一起，放在身体下方。朝肩胛骨方向移动你的手，并支撑和抬高你的脊柱。两手置于两侧腰部外缘。

第五步：保持膝盖弯曲，并将膝盖指向天花板，然后向上伸展你的腿。引体向上，下颌逐渐远离胸部，下颌放松。朝脚后跟方向移动尾椎骨，保持目光柔和并凝视着膝盖。不要将头转到任意一边。维持大约1分钟。

注意
- 如果你有颈部、头部和背部问题，不要练习这个动作。
- 练习这个姿势时不要移动头部。

提示
- 保持你的下颌远离胸部，目光凝视膝盖。
- 支撑物是必要的，以保证你脖子的安全！

第六步：放松，朝面部屈膝。

第七步：反向收回双腿，利用你的腹部力量和手部支撑力退出这个体式。保持膝盖弯曲，双脚放于地板上。

第八步：身体朝着头部方向滑动，直到你的臀部位于毯子的边缘，你的肩膀和背部置于地板上。你的两脚脚踝置于毯子的边缘，两脚分开宽于髋部。膝盖并拢，手臂放于身体两侧，掌心向上。

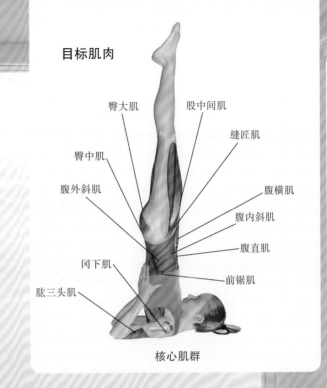

目标肌肉

臀大肌　　股中间肌
　　　　　　　缝匠肌
臀中肌
腹外斜肌　　　　腹横肌
　　　　　　腹内斜肌
　　　　　　　腹直肌
冈下肌　　　　前锯肌
肱三头肌

核心肌群

动作流程

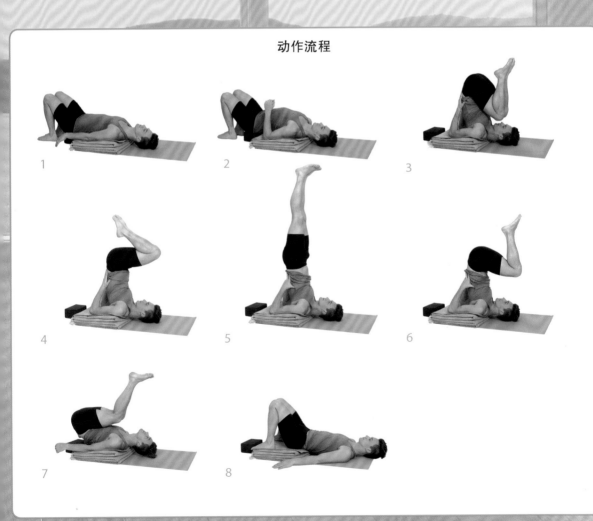

1　　2　　3

4　　5　　6

7　　8

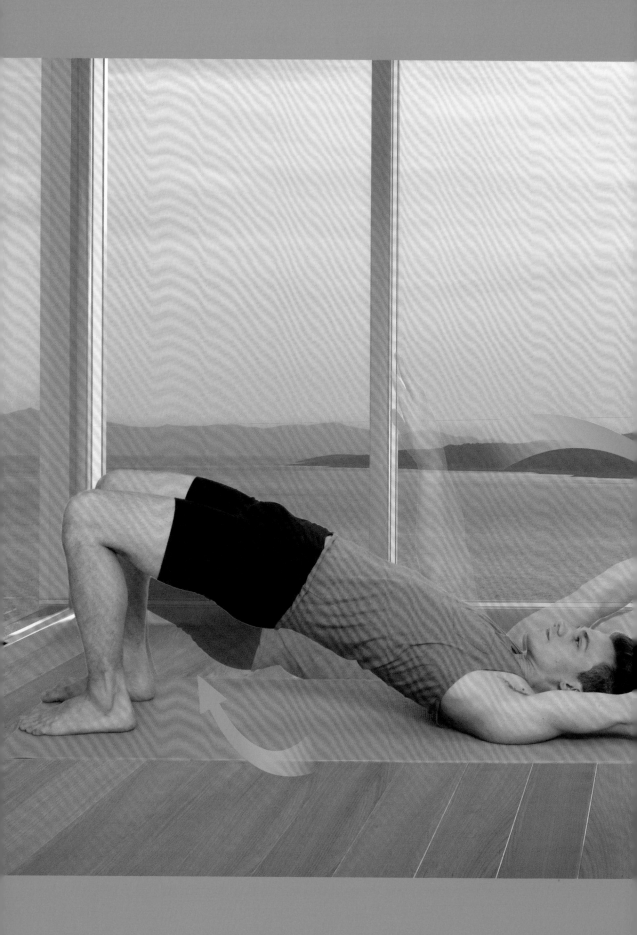

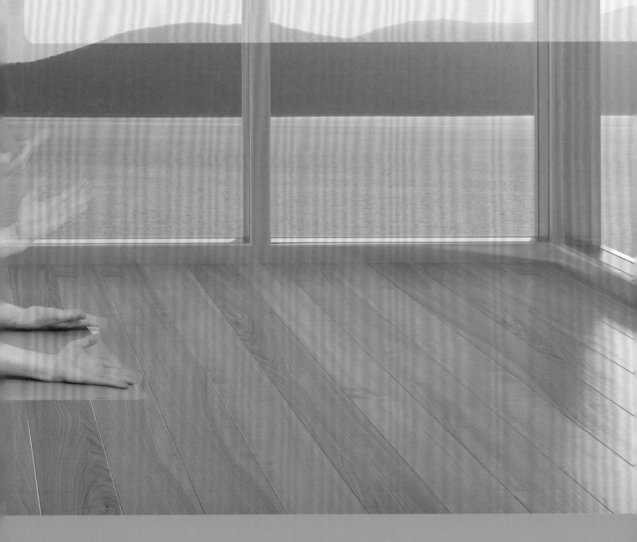

运动和呼吸

　　这些体式可能很简单，但是练习目的是协调你的呼吸与运动。试图使你呼气/吸气的长度与你运动的长度相匹配。如果发现你仍在运动而呼吸已达峰值，那么减慢你的运动速度。留意观察你呼吸的适宜长度，以此调整你的运动时间。用呼吸规律来引导你的运动。

松动桥式

第一步：平躺。屈膝，双脚分开并与髋部同宽。双手放于身体两侧，掌心向下。

第二步：在下一次吸气时抬起你的髋部，手臂举到头顶上方。测算吸气需要多长时间，并以此给自己的动作定时。

第三步：在吸气末，你的髋部应向上抬起，手臂向上抬起并超过头顶，置于头上方的地板上，掌心向上。

第四步：呼气，手臂向下移动，髋部落回地板上，这两个动作在同一时间内完成。

第五步：完成五个来回，将髋部和手落回地面，结束动作。以自然的节奏呼吸，使身体和心灵沉浸在放松的感觉中。

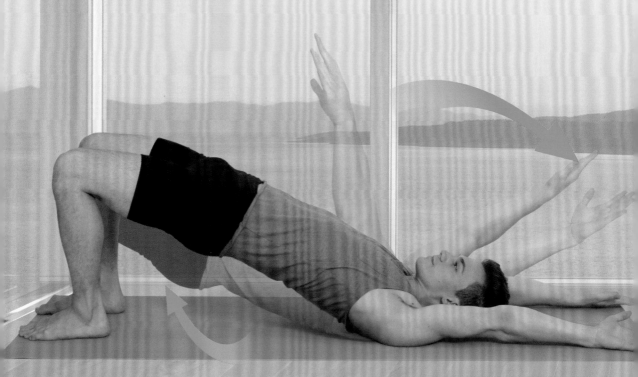

提示

● 当你更加熟悉呼吸和运动的节奏时，这二者会变得更加自然协调。

● 当你呼气和身体向上移动时，享受柔和的波动感。

动作流程

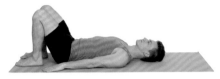

1

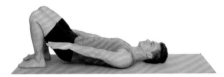

2

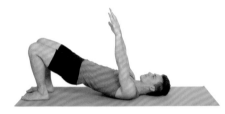

3

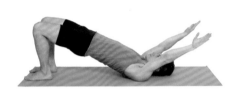

4

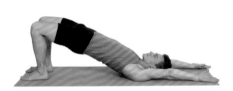

5

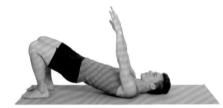

6

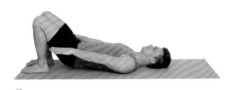

7

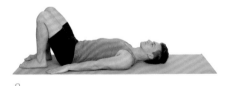

8

流动下犬式

第一步：开始为下犬式，确保身体重量平均分布在手臂和双腿。你的手要保持稳定并伸展，你最下方的腹肌保持收缩。

第二步：吸气，在你身后抬起右腿，进入下犬式分解动作。你的腿尽量伸展，你的脚屈曲，脚趾向下。

第三步：呼气，转变为平板支撑式。屈右膝，并将膝盖拉向鼻子方向。抬起膝盖和腿，同时保持收腹，背部拱圆。

第四步：吸气，右腿再次伸展，在身后做下犬式分解动作。

第五步：在你下一次呼气时，弯曲右膝，并朝右臂外侧拉伸。保持膝盖和腿部抬高，同时收腹。

第六步：在你下一次吸气时，右腿再次伸展，在身后做下犬式分解动作。

第七步：在你下一次呼气时，屈右膝，并越过正中线朝左手腕外侧拉伸，身体扭转。保持膝盖和腿部抬高，同时收腹。

第八步：在你下一次吸气时，将腿落回下犬式，然后落地并接触左脚。换左侧重复以上动作。

提示

● 刚开始练习时左膝盖完全可以下移，以桌式开始即可。练习一段时间后，尝试直接进入下犬式。

动作流程

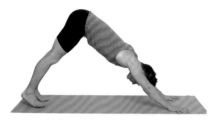

1

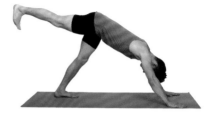

2

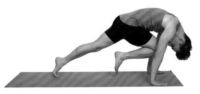

3

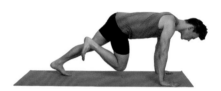

4

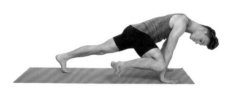

5

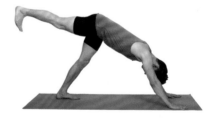

6

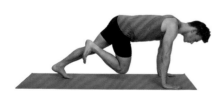

7

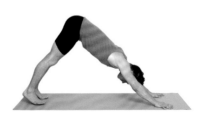

8

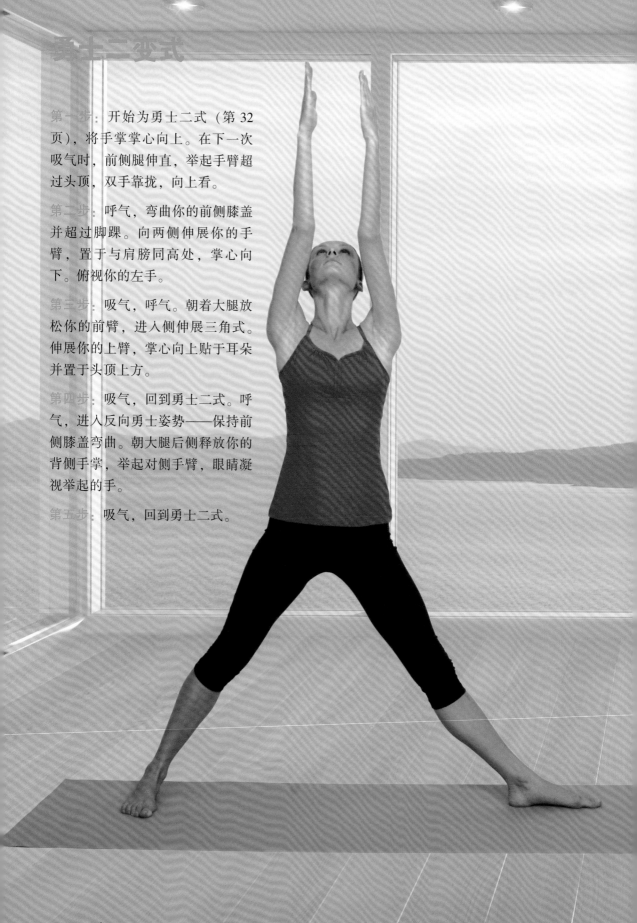

第一步：开始为勇士二式（第32页），将手掌掌心向上。在下一次吸气时，前侧腿伸直，举起手臂超过头顶，双手靠拢，向上看。

第二步：呼气，弯曲你的前侧膝盖并超过脚踝。向两侧伸展你的手臂，置于与肩膀同高处，掌心向下。俯视你的左手。

第三步：吸气，呼气。朝着大腿放松你的前臂，进入侧伸展三角式。伸展你的上臂，掌心向上贴于耳朵并置于头顶上方。

第四步：吸气，回到勇士二式。呼气，进入反向勇士姿势——保持前侧膝盖弯曲。朝大腿后侧释放你的背侧手掌，举起对侧手臂，眼睛凝视举起的手。

第五步：吸气，回到勇士二式。

动作流程

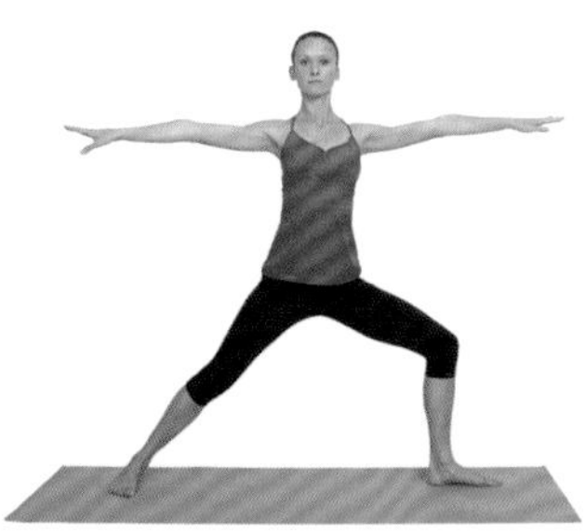

1

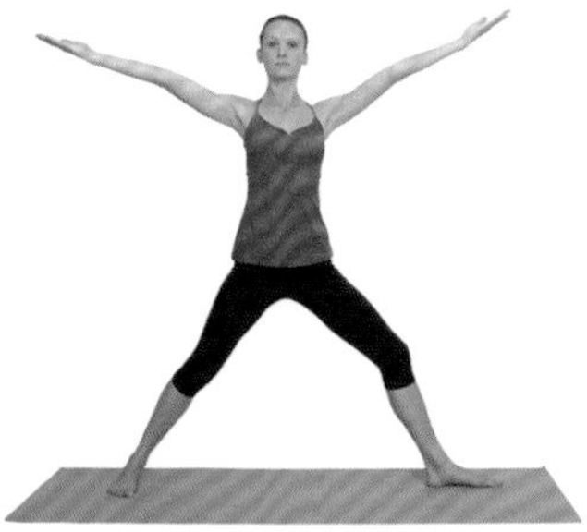

2

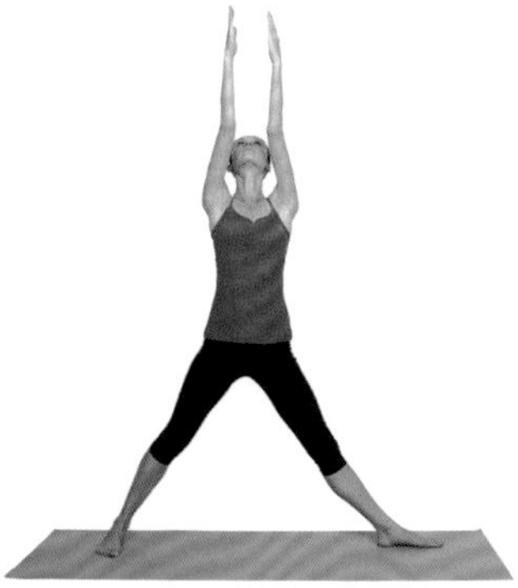

3

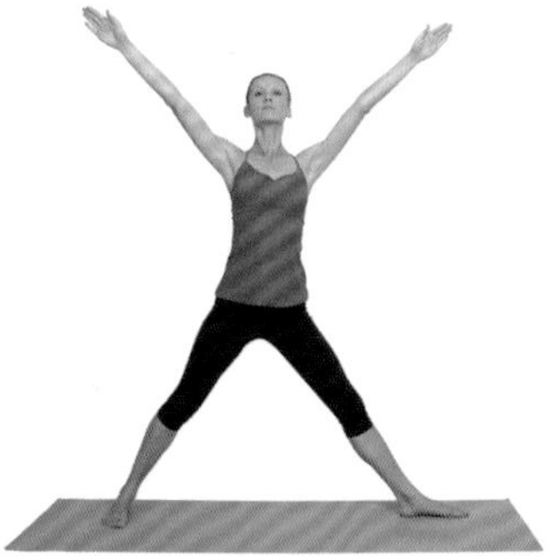

4

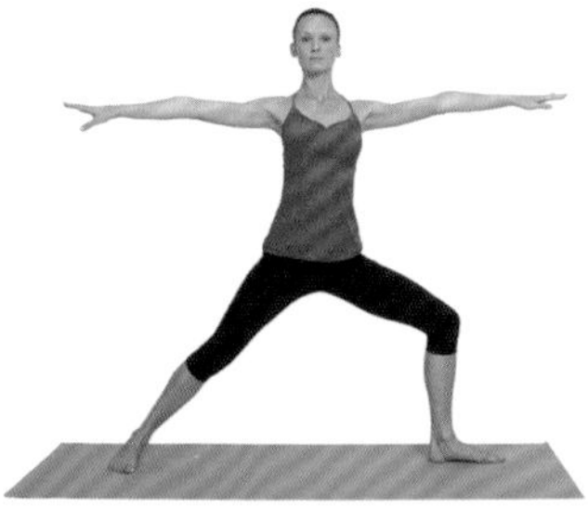

5

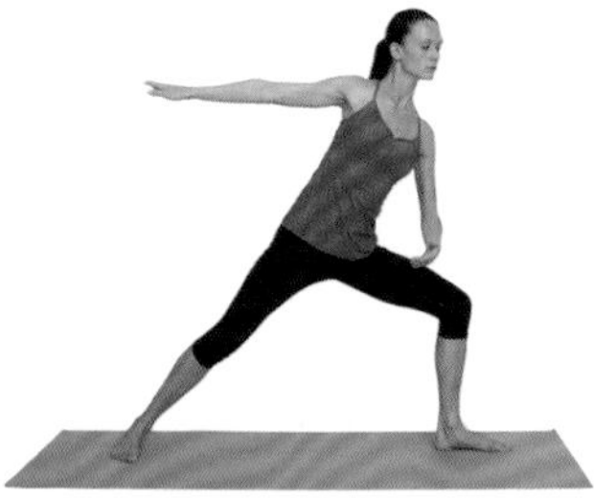

6

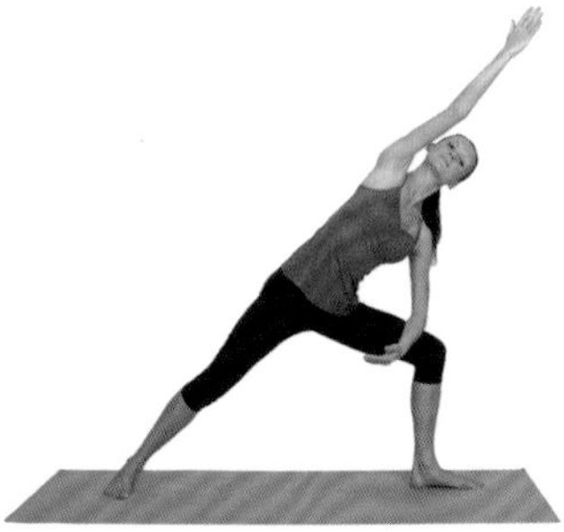

7

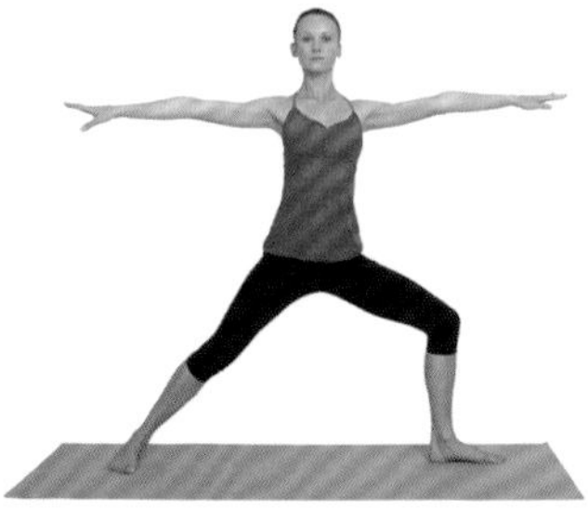

8

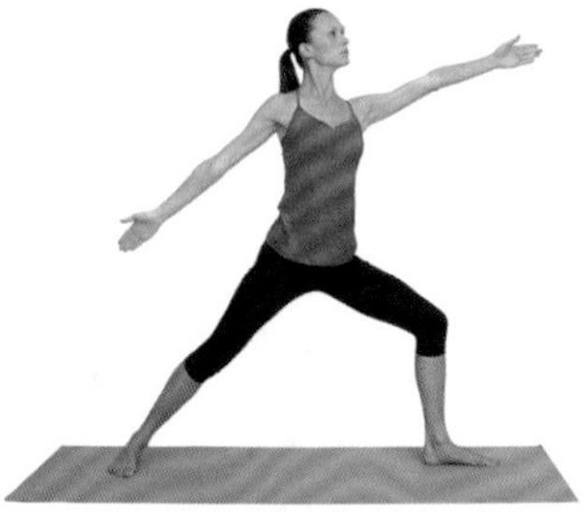

9

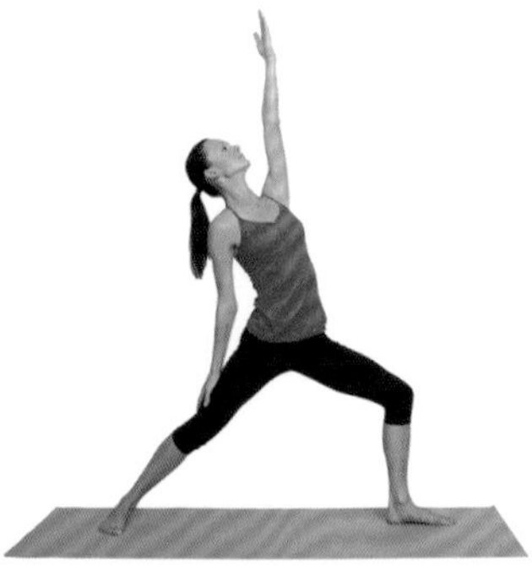

10

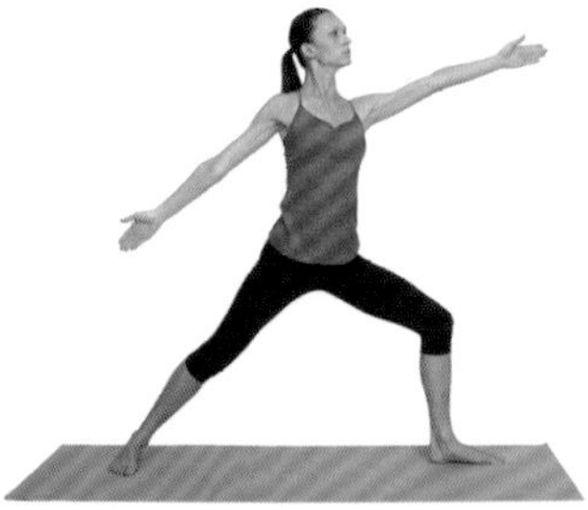

11

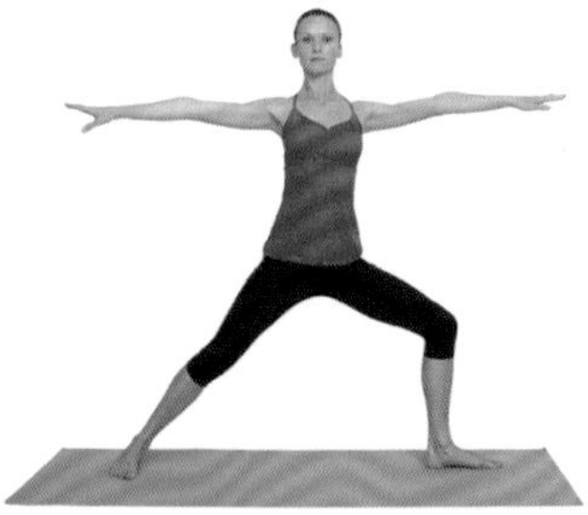

12

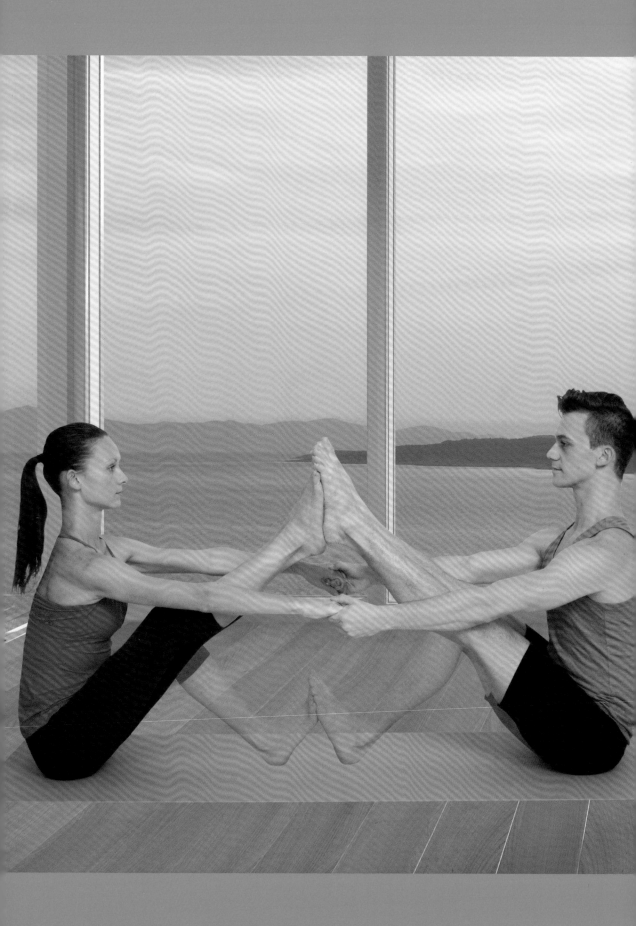

双人瑜伽

双人瑜伽是一种有趣的练习方式。双方身体配合，以达到体式中的稳定性和结构性。比起单人练习，双人瑜伽动作更深入，能维持更长的时间，以及保持平衡。专注于对方，包括你们的动作、你们的呼吸。

双坐式

Sukasana

这个双人瑜伽体式非常简单，是一个完美的起始和结束的练习姿势。

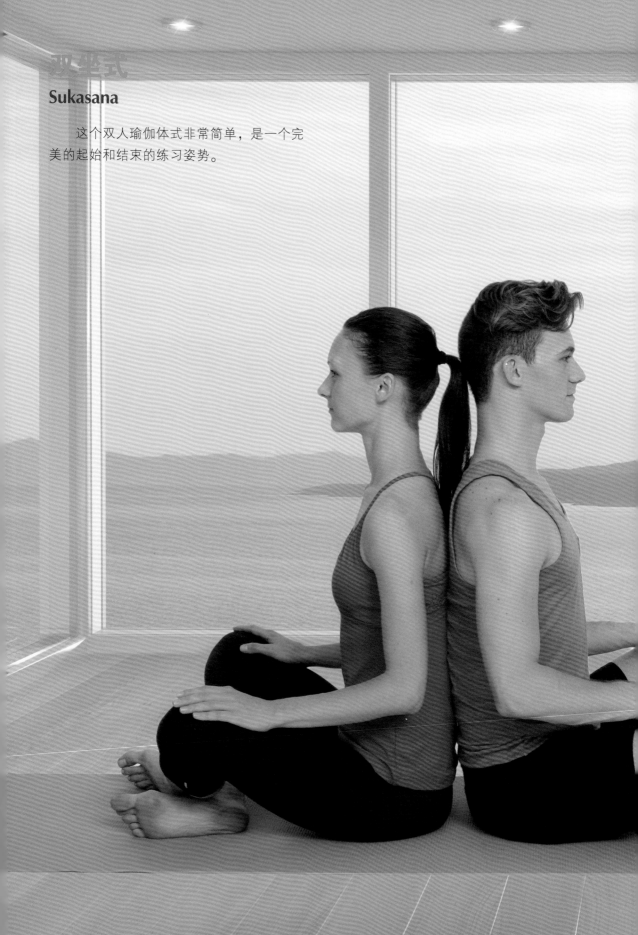

第一步：背靠背舒适地坐于地板上，看你是否需要坐在一个垫子上，如果需要，那你们两个要保持在同一高度上。

第二步：注意你的背部从左到右是否平衡，并以此评估你是否向前或向后倾斜过多。你俩需要沟通并做出一些调整，尽可能地保持平衡。

第三步：注意你与同伴的身体接触，哪里有接触？你是否感觉到了支撑？

第四步：首先注意身体下部分。放松你的脚、腿、髋部于地板上。保持脊柱提升，但允许背部的皮肤放松。感觉你的肩膀下沉，你的手臂和手放松。

第五步：脖子伸直，注意你的头部与尾骨是否平衡。

　　　　放松你的下巴、牙齿、舌头。眼神变得柔和，感觉你的眼皮是放松的。

第七步：注意你的呼吸。有意识地关注每次吸气和呼气，使呼吸自然，并用身心去感觉你的呼吸。

提示

- 注意你是否能感觉到同伴在你背后的呼吸。伴随着背部扩张和收缩的每一次呼吸，你是否有任何的感觉？
- 注意两次呼吸之间有否任何相似或不同的地方。观察你和同伴的呼吸。
- 注意你同伴的身体给予的支撑，享受这一刻的放松。

双人面部朝上船式

Paripurna Navasana

第一步：与同伴面对面坐好，保持膝盖弯曲，脚底贴在一起。

第二步：抓住对方的手，保持腰部抬起，肩膀上端放松并下沉。

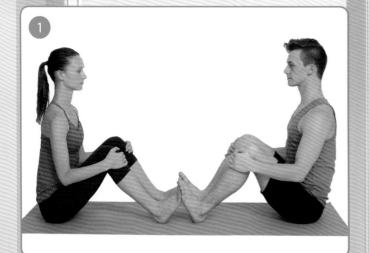

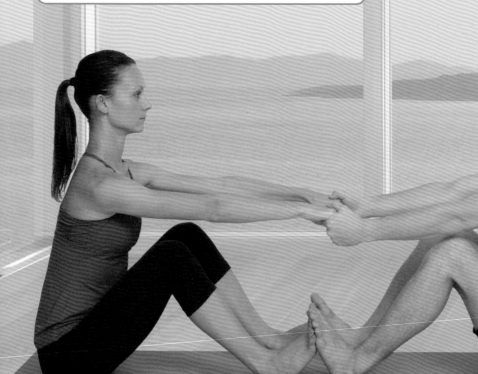

第三步：按压对方脚底，慢慢抬起腿并伸直。
另一边做相同的动作。

第四步：保持脚尖向上，腿和手臂伸直。

第五步：提升你的腰部，打开胸部，有意识地
呼吸。

第六步：几次深呼吸之后，将一条腿落回地上，
松开你的双手，坐在地板上放松。

3

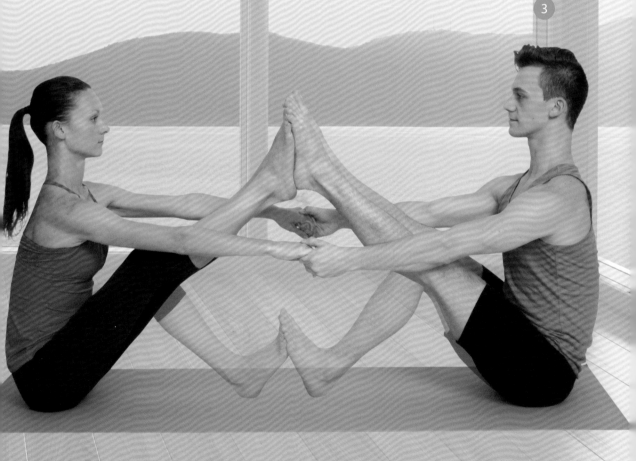

双人舞王式

Natarajasana

第一步：距离 1~1.5 米远，面向对方站立。你的右手掌与同伴的左手掌相合，反之亦然。抬起你相应的手臂，按压手掌，与对方互相支持。

第二步：举起并弯曲你另一侧的腿，同侧手握住脚踝外侧。

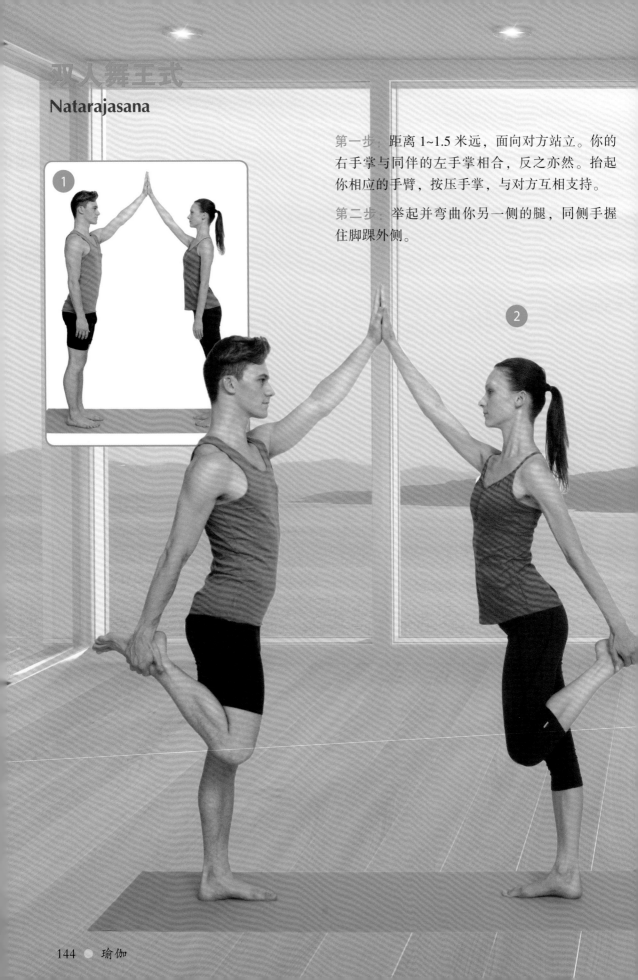

第三步：借助按压对方手掌的力量，向后踢起被手握住的脚，腿向后抬起。

第四步：这个体式的关键是二人同时向前和向后移动。利用同伴的帮助，来增强你的稳定性。

第五步：你可以将身体向前拱，来抬高后腿。这样也能帮助你保持平衡。

第六步：在这个体式中享受那种和同伴在一起时才有的自由和放松的感觉

第七步：有意识地同时放松下来。

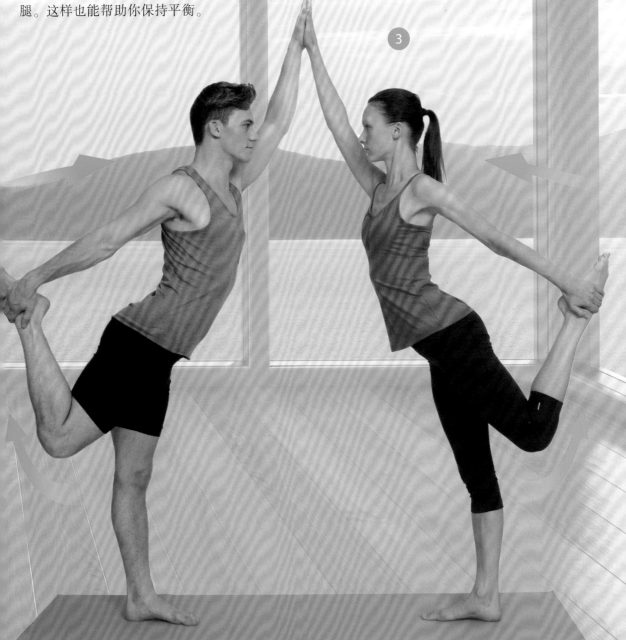

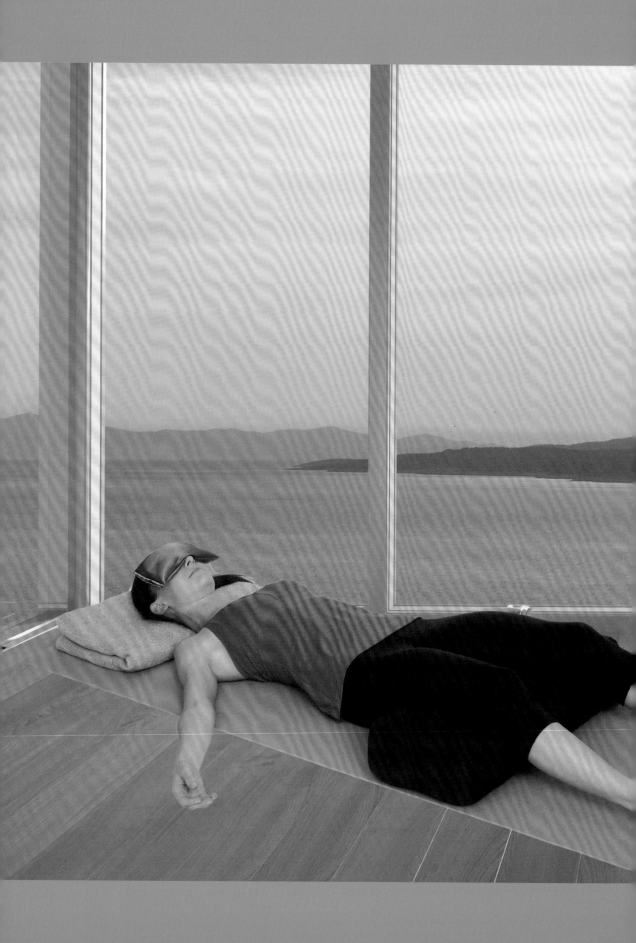

放松、呼吸、冥想

我们所说的瑜伽课中的放松，不同于窝在沙发上看电视的那种放松。大多数西方人认为瑜伽是体位式的姿势练习，但是体位式最初是作为一种预备式的姿势，以便练习者们舒适地坐着冥想。有多少人能够单纯地坐下，两腿交叉，坐直，闭上眼睛，并保持30分钟呢？能这样做的人并不多。所以瑜伽体式和放松的练习会给身体带来平衡，而呼吸练习能使练习者们静静地坐下来冥想。所以在你下次想溜出练习室之前或者你认为没有时间在客厅做这样的练习时，你要意识到，你可能失去了一次能使自己受益良多的完整的练习机会。

Pranayama

呼吸练习是为了增强身体对呼吸的认识。你可能会质疑为什么你还需要学习如何呼吸，我们每天都在呼吸——那有什么大不了的。在日常生活中，当我们焦虑、忙碌或紧张时，呼吸会随之发生变化。在我们走进课堂有意识地接受指导做一次完整的深呼吸之前，我们习惯于有限的浅呼吸，甚至于有可能没有实现真正的呼吸。随着神经系统重新平衡，我们的大脑开始集中注意力，我们这时才有能力意识到呼吸的全部潜能。深呼吸的时候，膈肌上下移动，拉伸，牵引，推挤，这些不仅作用在肺部，也包括肺部周围的内部器官。这种推拉像是给器官一个很大强度的按摩，来保持血液流动和器官的健康。此外，深呼吸会充分调动肺底部，平时我们很少有意识地进行触及肺底部的呼气或吸气。呼吸也会调动身体周围的淋巴细胞。淋巴是你免疫系统的一部分，帮助身体对抗感染和病毒。

呼吸练习的最大好处在于，你可以在任何地方进行。堵车了？被工作压得透不过气了？与孩子吵架了？你会发现通过控制自己的呼吸，你能够以更健康的方式来处理当下的状况。

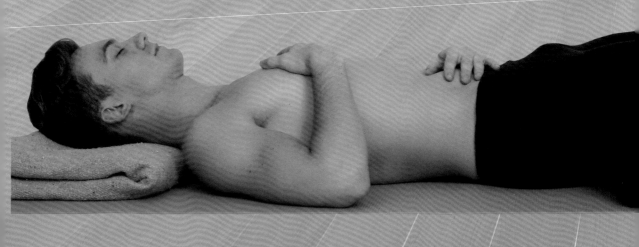

舒适地坐着或躺着，来支撑你的身体。你身体的各种感官开始沉静下来。花时间来做这件事。记住要用鼻子呼吸，除非你的呼吸困难。首先闭上眼睛，观察你此时的呼吸。

问自己一些问题：我现在呼吸质量如何？呼吸是快是慢，是浅是深？但是不要试图改变它，仅仅观察。大约过 1 分钟左右，开始深呼吸。

你能把你的吸气过程分为三部分吗？开始利用你呼气能力的三分之一，紧接着三分之二，最后全部。这时你已经达到吸气的顶端了，然后开始呼气，做一次长长的、完整的呼气。

当你观察自己的呼吸时，它是容易还是困难？有趣还是无聊？无论呼吸情况怎样，你都可以继续坚持观察自己和自己当前的呼吸吗？

如果你发现自己分心了，当你意识到的时候要把自己带回完整的呼吸中。这种注意力分散会发生很多次，但这并没有关系。保持住完整的呼吸。看你能否以全面、完整的呼吸开始并维持 1~2 分钟，然后回到自然呼吸，并注意你的感觉。

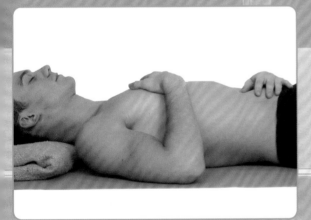
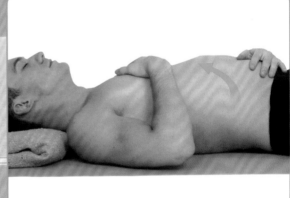

鼻子交替呼吸

Nadhi Sudi

　　坐在一个舒适的位置上——如果需要，靠着墙。开始把你的意识带到自然呼吸中。将右手的食指和中指向掌心蜷缩，被称为维斯努印（Vishnu Mudra）。

　　用拇指闭上左鼻孔，用无名指和小手指闭上右鼻孔。闭上左鼻孔，用右鼻孔吸气。然后闭上右鼻孔，打开左鼻孔。左鼻孔呼气，吸气。然后关闭左鼻孔，打开右鼻孔，然后呼气。

　　继续平稳的呼吸，并保证呼气比吸气多延长 2~3 秒，最终呼气的长度为吸气的两倍。

　　一开始，尝试练习 10 个循环，然后回到自然呼吸。记住不是捏你的鼻子，只轻轻按压即可。

　　如果你在做这种或其他呼吸练习时出现焦虑的情绪，那就将自己带回自然的呼吸模式。

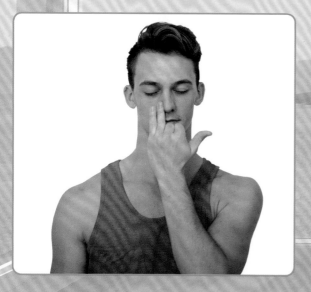
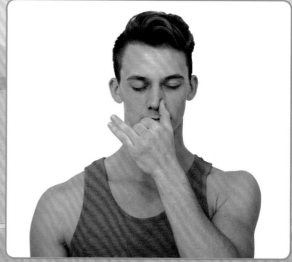

冥想这个词，让人联想到僧侣坐在地上。经典的冥想练习是盘腿坐在地板上，闭眼，静坐。正如之前讨论过的，坐式对于西方人来说具有挑战性，而在那一刻要全神贯注则是更大的挑战。所以，冥想的练习可以与运动相结合。也许你是个游泳或跑步运动员，当你重复这些运动时你能保持清醒吗？你能观察你的手臂和腿反复地移动吗？你可以数清你的动作，持续观察并保持冷静吗？如果有一个与重复的运动无关的想法出现，你会把它搁置在一边吗？观察自己的身体、呼吸和思想是冥想的过程。我们不是完成冥想，我们练习冥想。练习可能会时易时难，但练习的目标是逐渐延长注意力集中的时间。一开始，你可以通过变换瑜伽体式，作为你冥想练习的方式。当你的注意力集中在当下、集中在你的身体和你的呼吸，你就是在冥想。在日常活动中可以不断尝试练习冥想，比如吃饭、洗碗、叠衣服和走在街上时。你做得越多，它就会越容易。

第一步：坐在折叠的毯子上。

第二步：屈膝，两侧小腿交叉。

第三步：你的膝盖应舒适地置于髋部下方，如果这个动作有困难，你可以将毯子加厚，坐得高些。如果你端坐有困难，把毯子靠墙放置，背靠着墙来支撑你。

第四步：感觉你的臀部骨头放在毯子或垫子上，通过头向上顶来提升你的脊柱。

第五步：上臂收回，打开胸部。

第六步：将你的意识转移到你的呼吸上，关注鼻子的自然呼吸，允许思绪在脑海中活动。

第七步：如果你发现自己迷失了方向，那将自己带回身体原本的感觉里，跟随身体而呼吸即可。仅此而已。

仰卧蝴蝶式

Supta Baddhakonasana

这个体式任何人都可以练习，尤其对怀孕、月经期或更年期的女性很有帮助。这个体式可以让人深度放松。支撑物是必须的，为了在体式中感觉舒服。用一条毯子盖在身上保暖。

第一步：将一个长枕放在瑜伽砖上，手边准备三四块毯子。

第二步：坐在长枕前方，两脚底贴在一起。

第三步：轻轻地躺在枕头上。

第四步：如果你的膝盖不能碰到地面，或腹股沟过深，你可以在膝盖下垫个毯子或瑜伽砖。

第五步：手臂放在身体两侧，掌心朝上，放松。

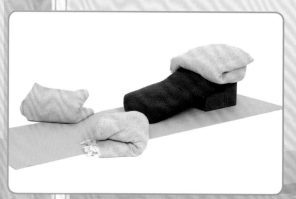

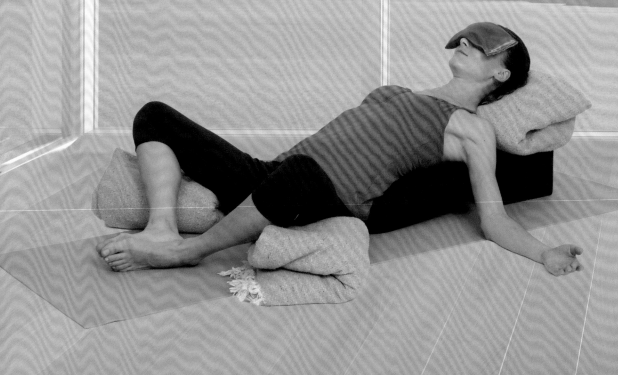

挺尸式

Savasana

这是锦上添花的姿势。每一个瑜伽练习都要以挺尸式来结束，即使只有短短几分钟。支撑住你的身体，使你能完全舒适、放松和平衡。只有这样才能使神经系统变得平稳。通过这个体式的练习可以使你的身、心和精神都受益。

第一步：平躺，腿伸展。如果你的腰部比较敏感，可以在大腿下面放一个长枕或折叠的毯子。

第二步：打开腿和脚。

第三步：手臂放于身体两侧，放松。在你的躯干和手臂间允许留有一定空间，掌心向上。

第四步：轻轻地把你的头从一边转向另一边，找到你头骨自然的放松点。

第五步：自然地呼吸，依次放松你的身体肌肉，从脚趾到面部。

第六步：退出体式的方法：朝胸部方向牵拉膝盖，停顿，然后转到另一侧，停顿。然后回到当初坐姿，头朝上。

运动方案

　　在瑜伽课上，老师教给学生们一系列体式。这些体式相互关联，或是通过一个特定的顺序"连接"在一起，如从简单的到更高级的体式；或是专门练习一种类型的体式（如背部弯曲），甚或是与呼吸相关的体式。一旦你对这些体式熟悉了，你可以选择一系列的动作把它们"连贯"在一起。在你感觉身体状况良好时，依你的心情而定，你可以选择放松自己或是挑战自己。下面是一些你可以尝试的"体式流"。它们从简单开始，难度逐渐提高。记得倾听你自己的身体，跟随着你的能量，调节并延长你的呼吸使之与动作相配合。在练习结束时，你会感觉到身体平衡并且轻盈许多。你完全可以在任何时候调整或是去掉部分体式。在开始热身之前，先从坐姿开始，慢慢接触地面，沉淀自己并配合自己的呼吸。一套完整动作过后，以一个长时间的深度放松来结束（如挺尸式，第 153 页），至少给自己 5~15 分钟的时间进行放松。这时挺尸式能整合你刚刚完成的所有体式所带来的益处。

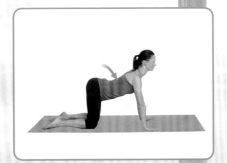

1　猫式/狗式，p. 17

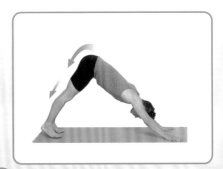

2　下犬式，　p. 20

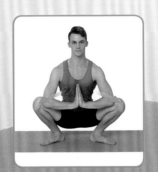

3　蹲式，p. 72

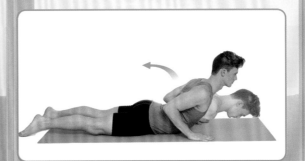

4　眼镜蛇式，p. 56

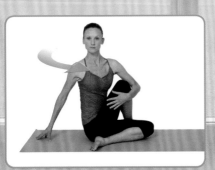

5　半脊柱扭转式，p. 108

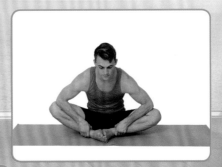

6　束角式，p. 76

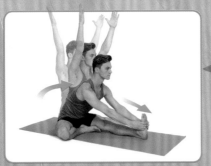

7　头碰膝式，p. 90

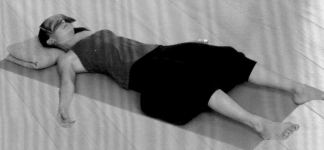

8　挺尸式，p. 153

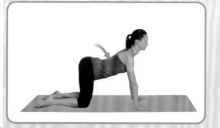

1 猫式/狗式，p. 17

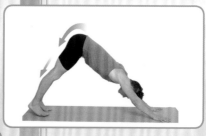

2 下犬式，p. 20

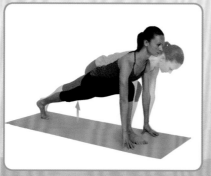

3 高冲刺式，p. 28

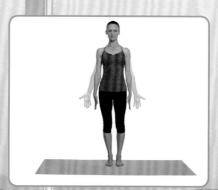

4 山式，p. 24

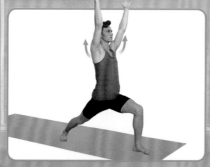

5 勇士一式，p. 30

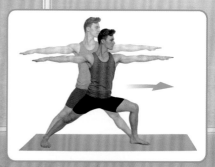

6 勇士二式，p. 32

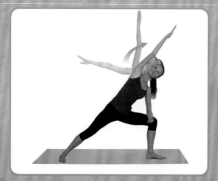

7 侧伸展三角式，p. 36

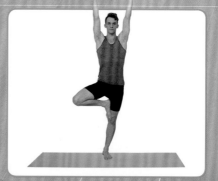

8 树式，p. 42

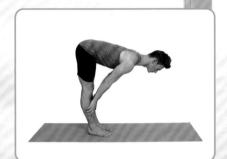

⑨ 站立前屈式，p. 88

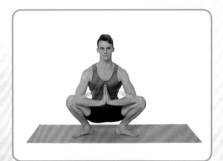

⑩ 蹲式，p. 72

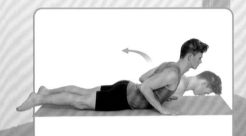

11 眼镜蛇式，p. 56

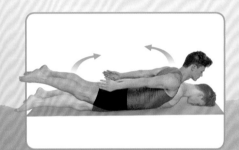

12 蝗虫式，p. 57

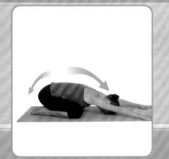

13 婴儿式，p. 15

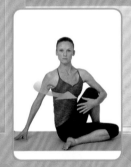

14 半脊柱扭转式，
p. 108

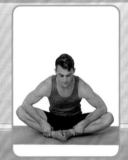

15 束角式，p. 76

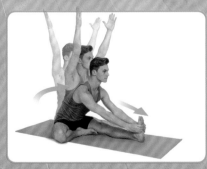

16 头碰膝式，p. 90

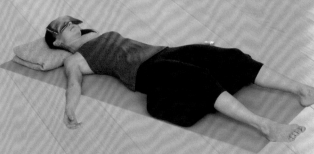

17 挺尸式，p. 153

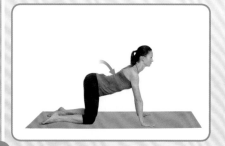

① 猫式/狗式，p. 17

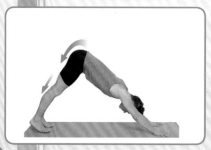

② 下犬式，p. 20

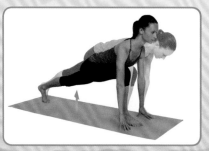

③ 高冲刺式，p. 28

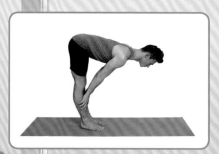

④ 站立前屈式，p. 88

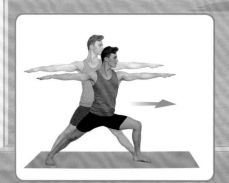

⑤ 勇士二式，p. 32

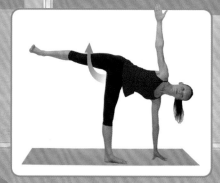

⑥ 半月式，p. 46

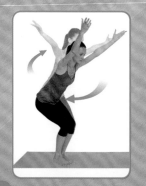

⑦ 椅式，p. 26

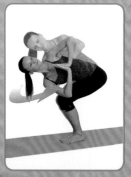

⑧ 幻椅扭转式，p. 110

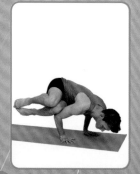

⑨ 侧鹤式，p. 124

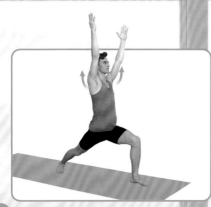

10 勇士一式，p. 30

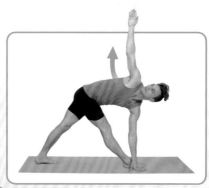

11 反转三角式，p. 40

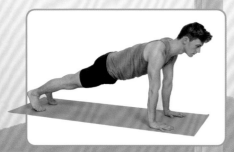

12 平板支撑式，p. 116

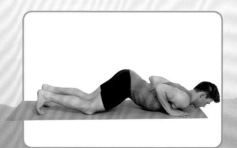

13 八体投地式，p. 68

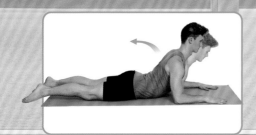

14 狮身人面式，p. 54

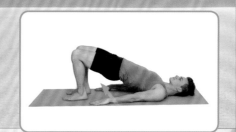

15 桥式，p. 62

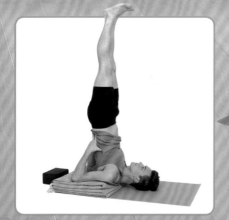

16 肩立式，p. 128

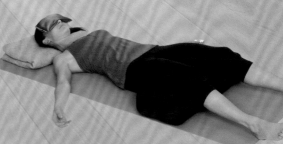

17 挺尸式，p. 153

运动健康
完全图解系列

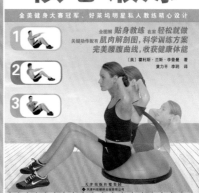

运动健康完全图解系列
EXERCISE IN ACTION

CORE
核心锻炼

全美健身大赛冠军、好莱坞明星私人教练精心设计

全图解 **贴身教练** 在家 **轻松就做**
关键动作配有 **肌肉解剖图**，科学训练方案
完美腰腹曲线，收获健康体能

[美]霍利斯·兰斯·李普曼 著
黄力平 李玥 译

天津出版传媒集团
天津科技翻译出版有限公司

《核心锻炼》

运动健康完全图解系列
EXERCISE IN ACTION

STRENGTH TRAINING
力量锻炼

全美健身大赛冠军、好莱坞明星私人教练精心设计

[美]霍利斯·兰斯·李普曼 著
徐冬青 译

全图解 **贴身教练**
提供 **专业指导**
关键动作配有 **肌肉解剖图**
训练科学有效
甩掉脂肪，强劲肌肉

天津出版传媒集团
天津科技翻译出版有限公司

《力量锻炼》

运动健康完全图解系列
EXERCISE IN ACTION

YOGA
瑜 伽

美国知名连锁瑜伽健身馆创始人精心设计

[美]比琪·凯斯 著
黄力平 李玥 译

全图解 **贴身教练**
在家 **轻松就做**
关键动作配有 **肌肉解剖图**
回归 **身心合一**
放松心灵，柔韧身体

天津出版传媒集团
天津科技翻译出版有限公司

《瑜伽》

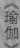